INNER BEAUTY

30代からの食べて美肌になるダイエット

木下あおい

清流出版

美肌効果抜群。麹の力で、キレイになる。
お料理に大活躍の塩麹・醤油麹。市販のものもありますが、
手作りも簡単にできます。

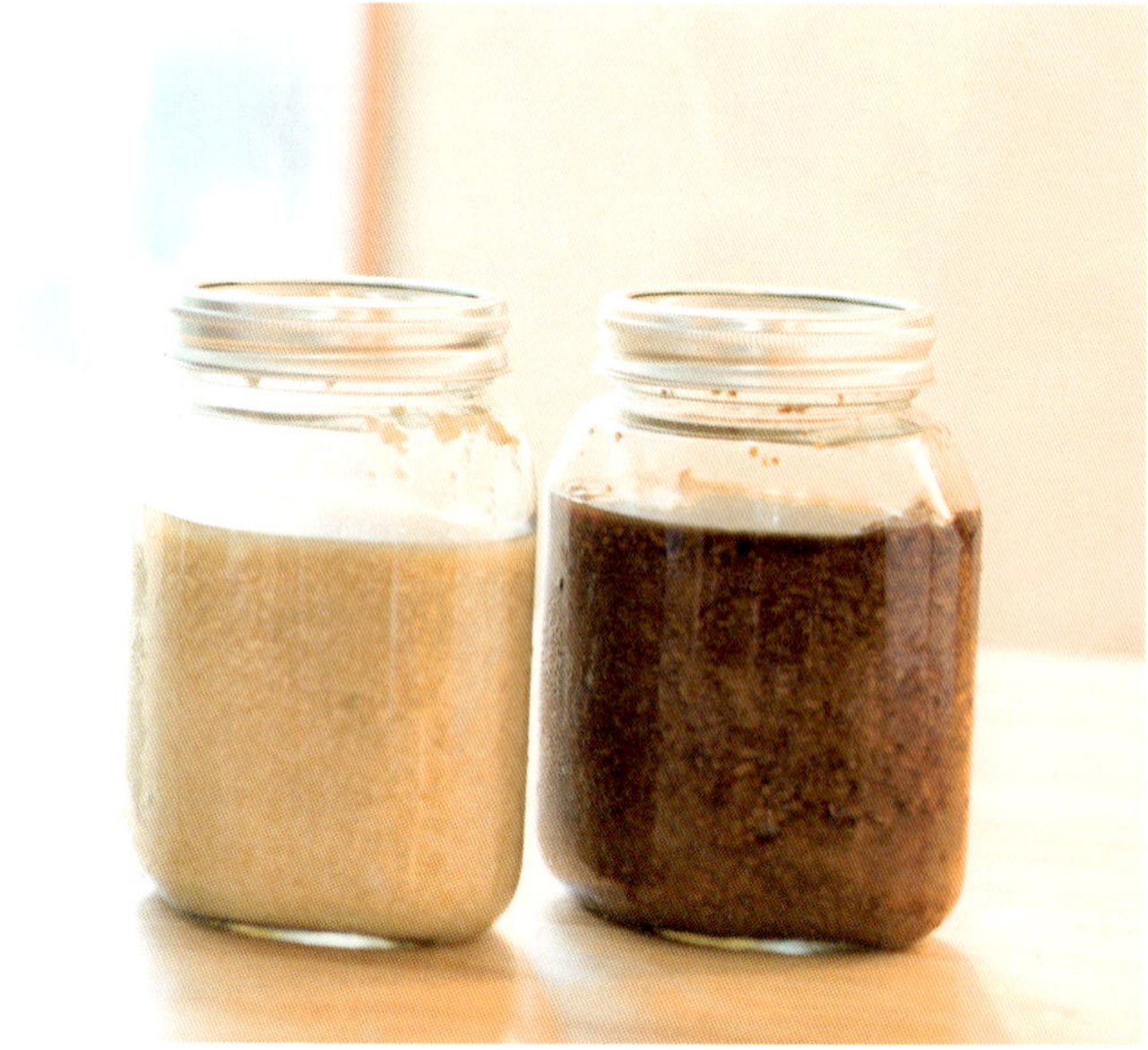

塩麹

〈 材料 〉
米麹…100g　塩…33g
水…100ml

1 ボウルに塩、麹を入れよく揉みこむ。
2 保存容器に 1 を入れ水を加え、スプーンで一混ぜする。
3 常温で置き、翌日ひたひたまで水（分量外）を加え1日1回混ぜ10日程置く。甘い香りがしてきたら完成。

醤油麹

〈 材料 〉
米麹…100g　醤油…100ml

1 保存容器に麹を入れ醤油を加え、スプーンで一混ぜする。
2 常温で置き、翌日ひたひたまで醤油（分量外）を加え、1日1回混ぜ10日程置く。甘い香りがしてきたら完成。

※ 完成したら、冷蔵庫で保存し、1～2か月位で使いきる。

納豆の納豆菌が、腸を活性化し、
にんじんのビタミンAで潤い強化。
青菜のフィトケミカルで抗酸化力アップの美肌レシピ。

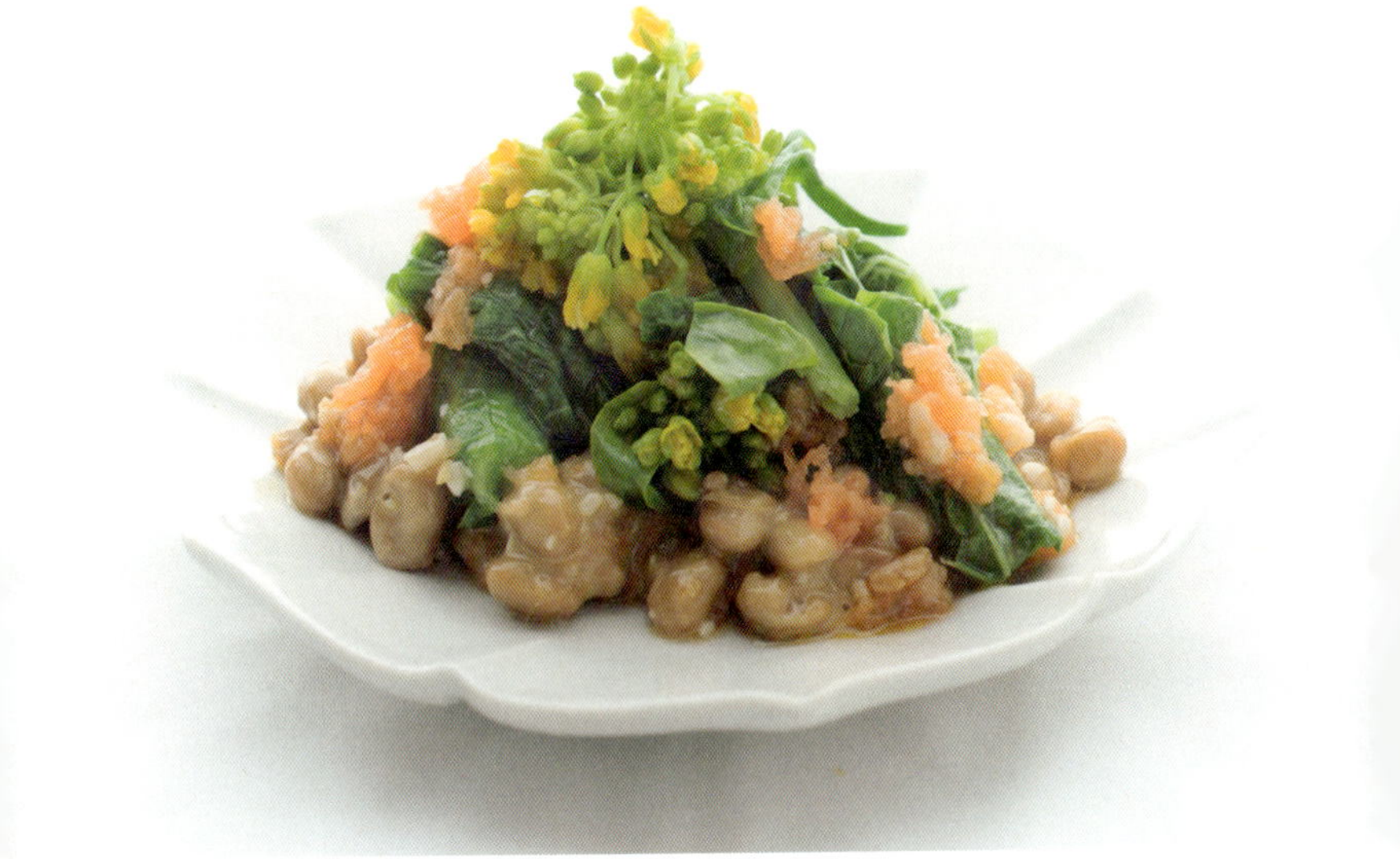

艶《つや》肌を作る納豆和え（2人分）

〈材料〉
納豆…1パック
お好みの青菜…2株
にんじん…20g
A
醤油麹（なければ醤油）
…小さじ1
亜麻仁油…小さじ2

1 鍋に大さじ2の水を入れ、3cm幅に切った青菜を入れ、しんなりするまで弱火で蒸し煮する。にんじんをすりおろす。
2 ボウルに、にんじんのすりおろし、**A**を加え混ぜ合わせる。
3 納豆、**1**の水気を切った青菜を加え全体を和える。

アボカド、切干大根、
きゅうりのカリウムでむくみケア。
酢を加え、クエン酸で、体の疲れをとります。
切干大根の不溶性食物繊維で、
腸からすっきり、アボカドの水溶性食物繊維で、
腸内環境を整えます。

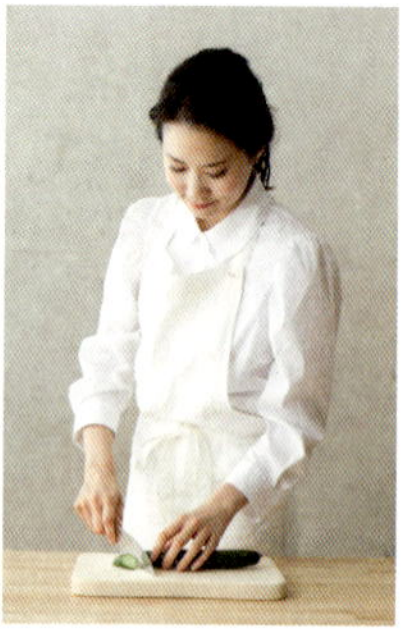

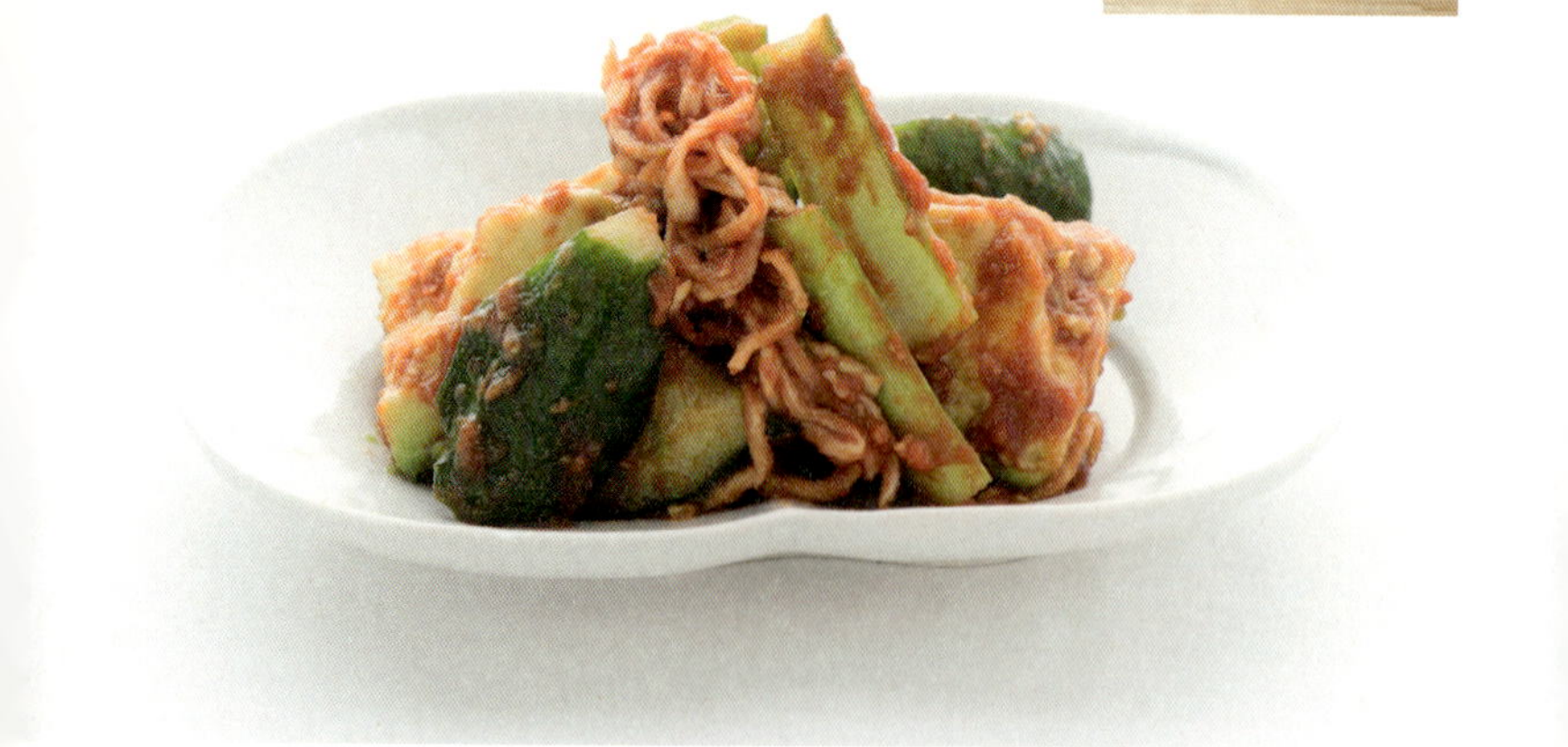

むくみケアのキムチ（2人分）

〈材料〉
アボカド…1個
切干大根…40g
きゅうり…1本
小松菜…2株
黒酢…小さじ2
レモン果汁…適量
A
トマトピューレ…1カップ
豆板醤…小さじ1
醤油麹（なければ味噌）…大さじ1

1 切干大根をさっと洗い水気を切る。きゅうりを乱切り、小松菜を3cm幅に切る。アボカドを一口サイズに切り、レモン果汁をかける。
2 ボウルに切干大根を入れ、黒酢を加え、揉みこむ。
3 **A**、きゅうり、小松菜、切干大根を加え、全体をしっかりと和える。アボカドを加え、さっと和える。

※ たっぷりできるので、4日間くらい常備菜として保存できる。

豆腐のマグネシウムで腸を刺激。
わかめ、オクラの水溶性食物繊維で腸内環境を整えます。
アーモンド、オリーブオイルのオメガ9脂肪酸で便通促進。

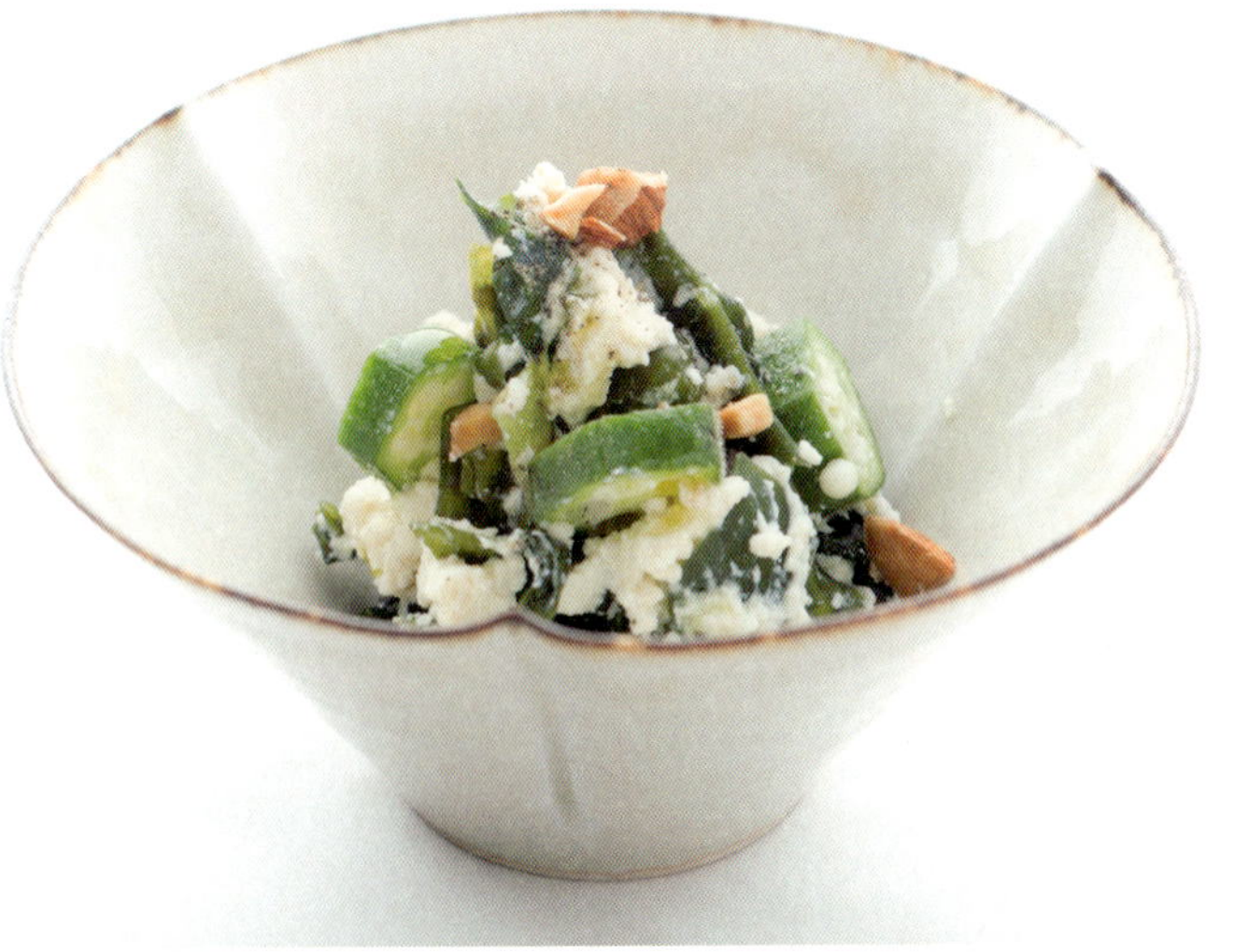

便通改善の白和え（2人分）

〈材料〉
豆腐…1丁(300g)
アーモンド…6粒
乾燥わかめ…4g
オクラ…4本
塩麹…小さじ2～お好みで増やしてもOK
オリーブオイル…小さじ2

1 豆腐を水切りする。乾燥わかめを水で戻す。アーモンドを粗みじん切りにする。オクラを小口切りにする。
2 ポリ袋に豆腐、塩麹を入れ揉みこむ。1の戻して水気を切ったわかめ、オクラを加え全体を和える。
3 器に盛り、アーモンドを散らし、オリーブオイルを回しかける。

疲労回復のビタミンB_1を含むえのきたけ、
血行促進のショウガオールのしょうが、血液をキレイにする
葉酸を含む小松菜で、食べすぎた翌日は腸をメンテナンス。
塩分控えめに、黒酢で発酵菌の力を加えましょう。

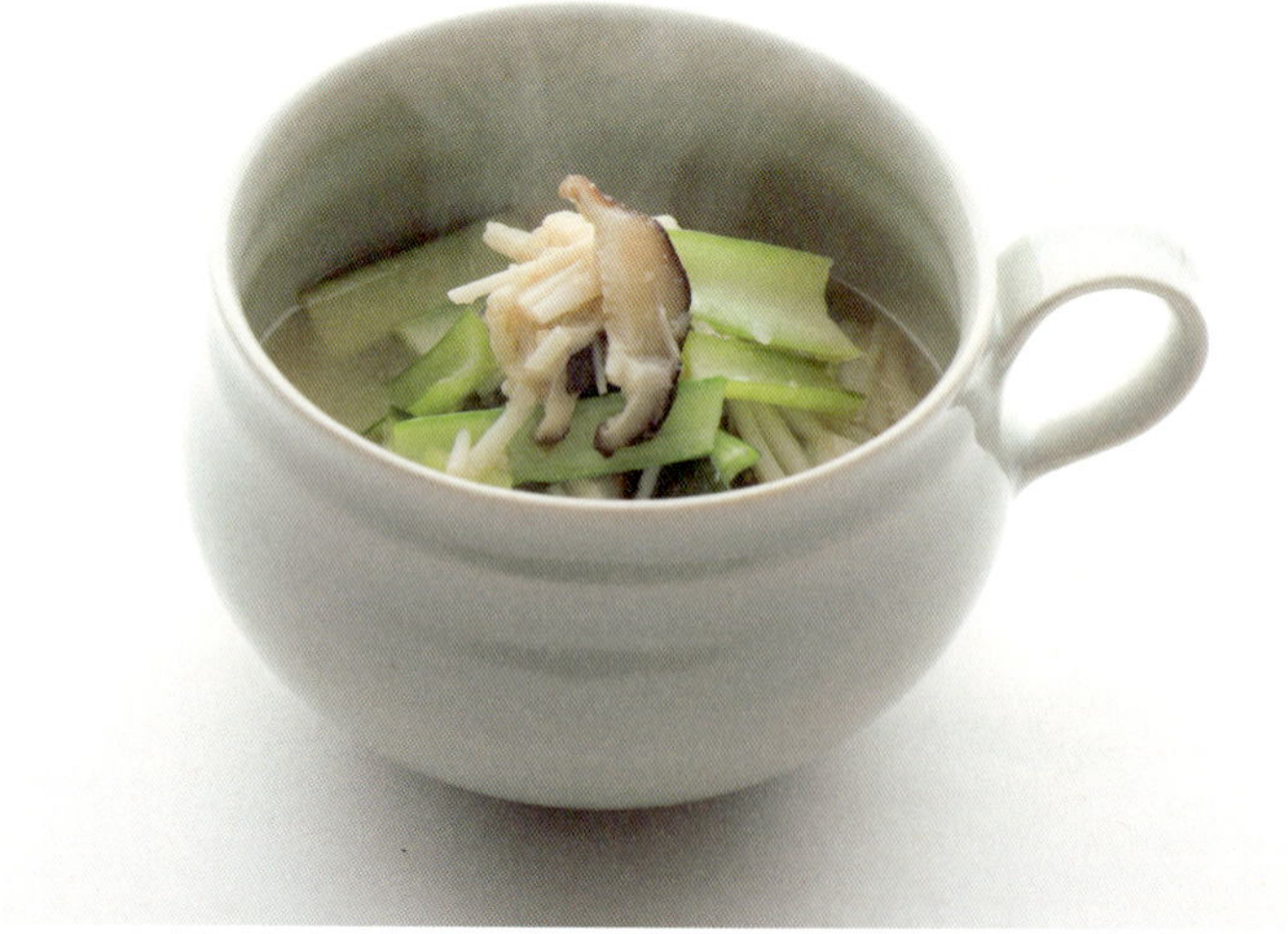

メンテナンスの即席スープ(2人分)

〈材料〉
小松菜…2株
えのきたけ…1袋
しょうが…1かけ
乾燥カットしいたけ…2個
乾燥昆布…5g
水…2カップ
醤油…小さじ2～お好みで増やしてもOK
黒酢…小さじ1～お好みで増やしてもOK
酒…大さじ2

1 小松菜、えのきたけを3cm幅に切る。しょうがをすりおろす。
2 鍋に酒、乾燥昆布、乾燥カットしいたけ、えのきたけ、しょうが、水を入れ弱火にかける。沸騰直前に昆布をとり出し、粗熱をとり、千切りにする。
3 小松菜を加え、青々とするまで弱火にかける。
4 醤油、黒酢を入れ、1分弱火にかける。味を調整し、昆布を加える。

しいたけのβグルカンで免疫力アップ、
にんにくのアリシンで抗菌作用、血液サラサラ。
味噌の発酵パワーで腸から元気に。
パプリカのビタミンCでしみ・しわ対策。

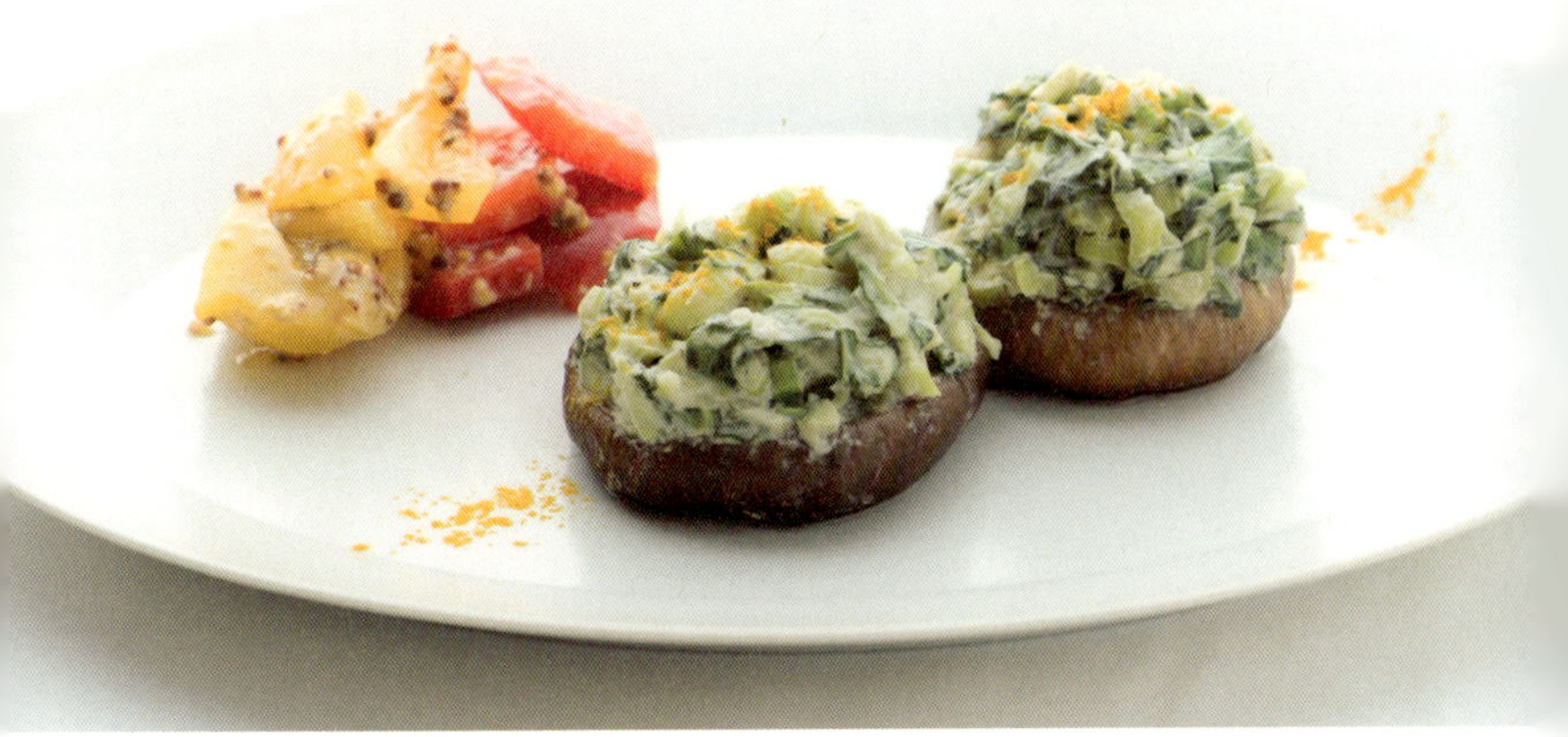

免疫力アップ、しいたけの青菜詰め（2人分）

〈材料〉
しいたけ…2個
青菜…1株
にんにく…1/2かけ
味噌…小さじ1　酒…大さじ2
練りごま…小さじ1

1 しいたけはかさと軸を分け、軸はみじん切りにする。青菜をみじん切りにする。にんにくをすりおろす。
2 ボウルに味噌、練りごま、にんにく、青菜、しいたけの軸を入れ混ぜる。混ざりにくければ小さじ1の水を加え、しいたけの内側に詰める。
3 鍋に酒、2のしいたけを入れ、しんなりするまで弱火で蒸し煮する。器に盛りターメリック（分量外）をかける。

しみ・しわ対策、パプリカのマスタード和え（2人分）

〈材料〉
赤パプリカ…1/2個
黄パプリカ…1/2個
A
マスタード…小さじ2〜お好みで増やしてもOK
塩麹…小さじ1
亜麻仁油…小さじ1

1 パプリカを一口サイズに切る。
2 袋に1、Aを入れ揉み、混ぜる。

サバのDHA、EPAで細胞を美しく、髪をキレイに。
まいたけのビタミンB_2で代謝を上げて、免疫力アップ。
たまねぎのオリゴ糖で腸を整えましょう。

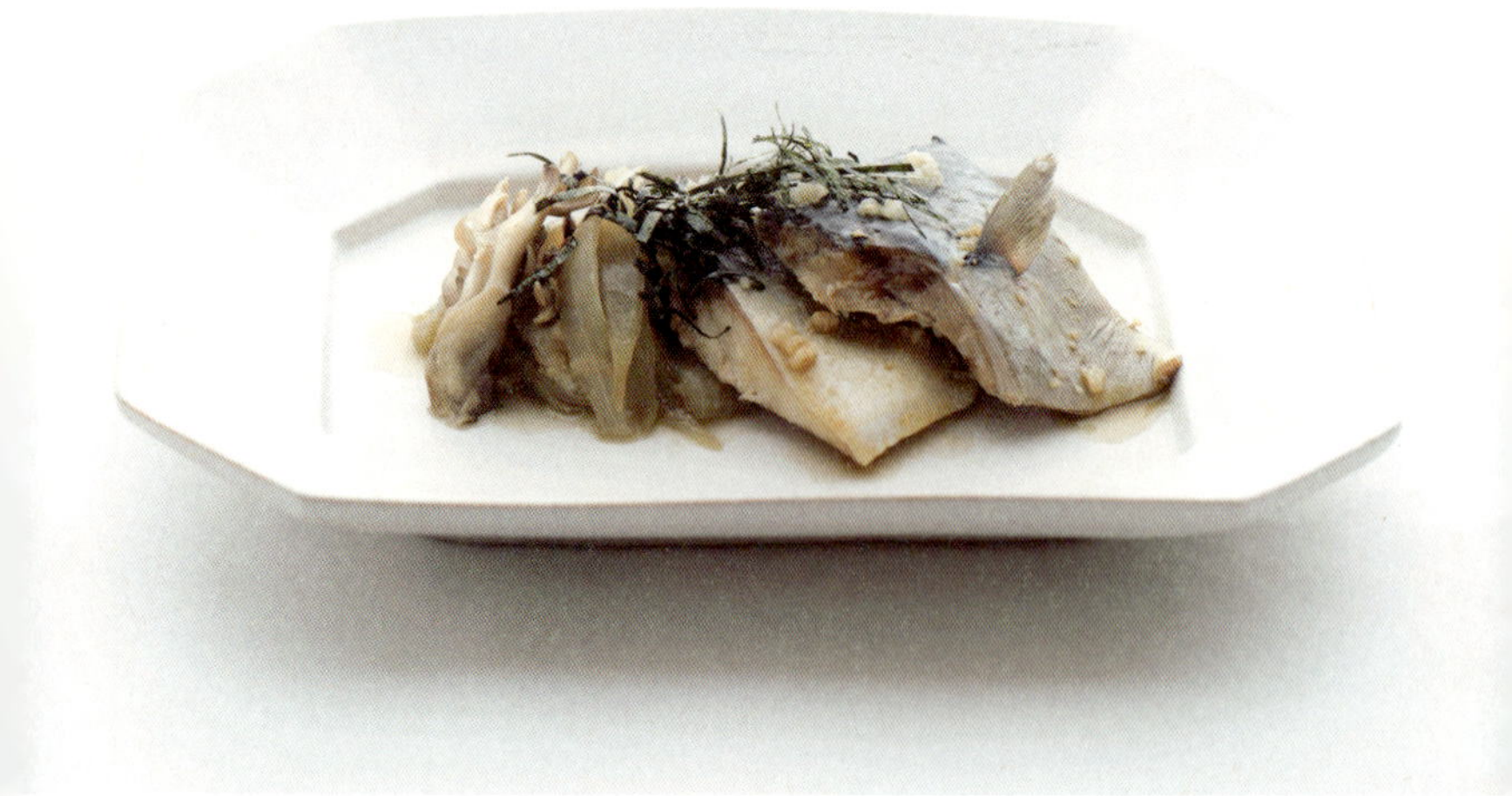

艶髪を作る、サバときのこのウォータースチーム（2人分）

〈 材料 〉
サバ切り身…200g
たまねぎ…1/2個
まいたけ…1パック
しょうが…1/2かけ
塩麹…小さじ1
酒…大さじ2
醤油…小さじ1
刻みのり…適量

1 サバを食べやすい大きさに切り、塩麹、すりおろしたしょうがを揉みこむ。たまねぎはくし形切り、まいたけはほぐす。
2 鍋に酒、**1**を入れ、火が通るまで弱火で蒸し煮する。
3 醤油を加え1分程度弱火で蒸し煮する。
4 器に盛り、刻みのりを散らす。

はじめに

皆さま、こんにちは。（社）日本インナービューティーダイエット協会代表、管理栄養士の木下あおいです。

私は、食を通し、女性が美しく健康になるためのサポートをするお料理教室を運営しています。「食べて美しくなる」をモットーに、腸を整え、体の内側からキレイになる「インナービューティーダイエット」という食事方法やレシピを発信しています。

教室を始めてから、ただただ走り続け、7年が経とうとしています。

7年前、自宅の小さなリビングで始めたダイエット専門のお料理教室。今では、「インナービューティープランナー」という講師達が全国でお料理教室を開催する程に広がってきています。今日まで、多くの女性と出会い、それぞれの人生と関わらせていただきました。たくさんの女性が、「自分を変えたい」という気持ちでサロンにいらっしゃいます。

例えば、お仕事を遅くまで頑張り、帰宅が21時。そこからお食事を作り、食べられるのが22時。日々の仕事に葛藤し、それでも自分を高めようと頑張ってこられた方。

お菓子がやめられず、最後のダイエットにしよう、とサロンに足を踏み入れてくださった方。

お肌の赤ニキビに悩み、自分に自信がもてなくて、ニキビの改善をしたいといらした方。


毎日のお食事を変化させることは、簡単なことではなかったと思います。

それでも、少しずつ選択する食材が変わり、自炊が増え、どんどん笑顔になっていかれました。その一瞬一瞬にドラマがあり、そのたびに、女性の無限の可能性を感じています。

今、この本を執筆しながら、想いがこみ上げてきています。

私自身、ずっと長い間、ダイエットに執着して、やせたいのにお菓子を食べ、自己嫌悪に陥り、自分に自信がもてずにいました。そして、その不安な気持ちをまた食べることで発散させる、ということを繰り返してきました。

当時を振り返り、そして、サロンに来る多くの生徒さまをみて感じることがあります。

自分でもわかっているのに、食べすぎてしまう。食生活を改善できず、ニキビが治らない——。食への欲求は心の叫びです。そしてそれは、「もっと私を大切にしてほしい」という、自分の心からのサインです。

だから決して悪いことではありません。

私達が日々、色々なことに頑張っていることを、誰かが褒めてくれたら。

誰かが認めてくれたら。

今のあなたの全ての悩みは、日々の食事に目を向けることで改善されます。

自分で自分を大切にすること、自分をいたわることこそが、全ての解決策です。

食事を大切にすることは、自分を大切にすること。

食事への前向きな意識は、美肌を作り、スリムな体を作ります。確実に美容トラブルが改善します。


食を整えることで、毎日幸せを感じながら生きることができます。

そんな自分を手に入れましょう。

私達はいつでも自由です。

『美人はコレを食べている。』という本のシリーズで、「食べて美しくなること」の基本を伝えてきました。

この本では、30代、40代と年齢を重ねて、更に美しく健康でいるための食べ方のコツをご紹介しています。


今日から、なりたい自分を叶える食事を楽しんでいきましょう。

何歳になっても、どんな状況でも遅すぎることはありません。

この本を手にしてくださった皆さまの笑顔を想像して、この本が皆さまのこれから先の希望になることを願って——。

30代からの食べて美肌になるダイエット　もくじ

CHAPTER 1

30代からのキレイを作るのは、やっぱり食べること

CHAPTER 2
肌も体も確実に変化する！キレイになる食べ方

CHAPTER 3

30代からの体に必要な栄養素とは？

CHAPTER 4

大人のダイエットとは、なりたい自分を叶えること

CHAPTER

5

キレイと幸せは、体の内側から作られる

監修＝髙畑宗明（株式会社バイオバンク 取締役統括部長、日本インナービューティーダイエット協会顧問）、地曳直子（日本リポニュートリション協会代表理事、日本インナービューティーダイエット協会顧問）
スタイリング＝藤井香里（インナービューティープランナー）
料理アシスタント＝山口清夏（インナービューティープランナー）
ブックデザイン＝静野あゆみ（ハリロンデザイン）
イラスト＝永峰祐子　撮影＝中川真理子（カバー、2～8ページ）　ヘアメイク＝林　なつき

CHAPTER

1

INNER BEAUTY

30代からの キレイを作るのは、やっぱり食べること

本当の美しさは30代から作られる

皆さまは30代になり、年齢を重ねていくほどに、だんだん太っていったり、しわが増えたり、背中にお肉がついてきたり……、そんな体の変化を感じることはありますか？
疲れやすくなったり、精神面では孤独を感じたり、切なくなったりすることはありますか？

サロンにいらしてくださる生徒さまの動機の多くは、体型、肌質、心を変えたいという想いです。

昔のように食事をしていても、太ってしまう。

少し食事を減らしても、体重も体型も戻らなくなってきた――。

私達の人生で確実に決まっていることは、「いつかは命が終わる」ということです。

年を重ねるごとに、命の終わりに向かって、体はどんどん老化していきます。代謝が落ち、同じように食べていても、なぜか太ってしまう。そんなことを感じ始めるのが30代、40代になった頃からでしょう。

それでも、これからまだ長い人生があります。

だからこそ、今日、この瞬間から、昨日までの食べ方を変え、自分を大切にする食事をとり入れましょう。

そうすることで、体の内側の状態が確実に変わっていきます。

血液は120日で生まれ変わり、腸の上皮細胞は1~3日で生まれ変わっています。自分を大切にする食事が1日、1週間、1カ月、1年、10年続いたら、何もしない時よりも体は元気になり、心も前向きになります。

だからこそ、私達は年齢を重ねるほどに美しくなることができるのです。食べものに目が向く年齢になった時から、そのことに気づけます。

悩みがあったり、よりよい自分に変わりたいと願うからこそ、その瞬間に新しい世界

が開かれます。

20代の頃は、お料理は面倒くさいと思うかもしれません。でも、30代からは、自分のために料理をしていきましょう。

30代、ここから進化しましょう。

料理は、「なりたい自分」になる最短の方法です。そして大切な家族の笑顔と健康を守ることができます。

そして、料理は決して難しいことではなく、ちぎるだけ、和えるだけ、まるごとかじるだけ、それでもいいのです。

エネルギーに満ちた生きたものを食べると、エネルギーに満ちた生きた自分になります。

さぁ、この本を読み終えたら、お料理がしたくて仕方なくなりますよ。楽しみながら、知識と日々のお料理のコツを手に入れていきましょう。

美しさを作るために、最も大切なこと

You are what you eat.

こんな言葉があります。私の好きな言葉です。

「あなたは、あなたが食べたものから作られる」。更に加えるなら、私達のコンディションは、腸内環境によって作られています。

例えば、チョコを食べるとすぐに太る方やニキビができる方がいる一方で、チョコを食べても、体重やお肌に全く影響のない方もいますよね。

食べたものの質も大事ですが、それを消化し、吸収する腸を整え、強くしておくことも大切です。

何を食べても、免疫力である程度はカバーできる年齢の時はいいのです。

30代を超えると、免疫力はどんどん低下していきます。40代になると半減すると言われています。免疫力とは、抵抗力です。外敵から体を守る力です。

最近風邪をひきやすい、何だかだるい、理由のないイライラに襲われる……。

そんな不調を感じているとしたら、それは、免疫力の低下を体が訴えているのかもしれません。**その低下に歯止めをかけることができるのが、毎日の食事です。**

「何を口にするか」は「どんな自分になりたいか」ということと同じです。

腸内環境には免疫力の70％が存在します。

腸には、1000種類、1000兆個の菌がいると言われています。

そして、腸の上皮細胞は1～3日で生まれ変わっています。

何歳になっても、たとえ今どんな食事をしていたとしても、腸内環境は改善できます。

今、この瞬間から全ては始まります。

インナービューティーダイエットは、腸内環境を整え、幸福感と美しさを得られる食事方法です。

今、腸を整える食事が私達には必要です。具体的なお食事内容はこれから紹介していきます。

腸内環境を整えることを軸に置いた食事が、美しさを作ります。年齢とともに私達女性が身につけておくべきことは「知識」と「実践力」です。

これから先の自分のお肌の美しさ、体型、そして毎日穏やかな心でいられるかどうかは、いかに自分自身に関心をもち、「なんとなく食べる」という受け身の状態から、「自分で選択する」という意思をもった食べ方にシフトすることに尽きます。そうすることでどこまでも美しくなれます。

「内側から輝く」。

この想いをもち、行動していきましょう。体重にとらわれた美しさではなく、自分、生活、環境に丁寧に向き合っているかどうかを大切にして。

美しさとは、今から作るものです。

30歳、40歳を超えてこそ、本当にキレイになれる

生徒さまと向き合うレッスンの中で、特に多いお悩みがあります。

それは「食べすぎてしまう」ということ。

過食――。

「キレイになりたい」「やせたい」「体重を落としたい」「お菓子を食べてはいけない！」

そう思う気持ちが強くなればなるほど、突然の過食の衝動に襲われます。

その過食の原因は、「そのお菓子がどうしても食べたい」、ということではなく「心のモヤモヤが食に向かってしまう」ということです。

頭ではわかっているのに、実践できない。

この食べすぎは、「ストレスを発散したい時」に無意識に起こりがちです。**ですので**

まずは、「○○を食べてはいけない」など、自分の中に制限を作らないこと。


「我慢」すると反動で、どこかで爆発します。

「私達は何を食べても自由。自分で選択している」という意識をもちましょう。

こういったことが理解できるのは、今までたくさんのダイエットを繰り返し、たくさん悩んだ経験があるからこそ。

今、どんな状況でも、内側から健康になろうと、そこへたどり着いた意識こそ美しいのです。


これからは「全てが自分次第」です。


私達のお肌も、体型も思考も、全てを作っているのは、自分達が口にしたものです。

私達は、一口の選択を大切にすることで、変わることができます。

どうして30代になると太ってくるの？

年齢を重ねていくと、「食生活を変えていないのに太っていく」というお声をよく聞きますし、私自身も、体型の変化を感じます。

太ってしまう原因は人によって様々ですが、確実に言えることは「食事を意識していけば、太らない自分でいられる」ということ。

だから安心して、今日から向き合っていきましょう。

まず、体に起こる変化を知っておきましょう。30代になると、一般的にこんな変化が起こります。

・免疫力の低下
・活動量の低下

・基礎代謝の低下
・筋肉量の低下
・ストレスによる食生活の悪化
・エネルギーの作られ方の変化

年齢を重ねると免疫力はどんどん低下していきますね。それに加えて、人によっては運動量が減り、体を動かす機会も減り、筋力が低下していきます。

私達の体が消費するエネルギーは、生きるために必要な呼吸などの基礎代謝、食事をする時に体内で発生する食事誘発性熱産生、日常生活で仕事や運動などの体を動かすことによる活動代謝の3つに大きく分けられます。

全体では、基礎代謝が60％、食事誘発性熱産生が10％、活動代謝が約30％と言われています。

活動代謝の約30％の内訳は、日常の歩く、姿勢の保持などの生活活動が20～30％、運動が0～10％です。

そして、基礎代謝のピークは女性では12~14歳、男性では15~17歳です。

その後は、徐々に低下していきます。年齢と共に基礎代謝も免疫力も低下していくのです。

ですので、成長期の20歳までと30歳以降は食べ方を変える必要が出てきます。


更に、私が最も太る原因だと感じるのは、「ストレスなどによる食生活の変化」。

色々な場面で、重要な役目を担うことが増え、知らず知らず緊張感を抱えていきます。

そのストレスが食へと向き、食欲がだんだんと強くなっていませんか?

大人になり、経験を重ねて、お付き合いも増え、色々なものをいつでも食べられる環境の中で嗜好も高まり、どんどん濃厚な味を求めていくように無意識のうちになってはいないでしょうか。


サラダも濃いドレッシングがないと「味気ない」と感じるようになったり、食後のデザートがないと、外食を楽しめなくなったり……。

これはいつの間にか形成されている食習慣からくるものです。
ですので、一度自分の食べ方をリセットしましょう。

シンプルにいただくおいしさに立ち返る。

その習慣を作るのには、自炊が味方となってくれます。素材の味を引き立たせるシンプルな調理、季節の野菜をふんだんにとり入れた調理を重ねて、素材の味を感じていきましょう。

太るメカニズム。お菓子を食べたらどうして太る？

皆さまはお菓子が好きですか？
サロンにいらっしゃる生徒さまの体重が落ちない原因の多くが、「お菓子をやめられない」ということです。
ここで、お菓子と私達の体にたまっていく中性脂肪の蓄積のメカニズムとの関係を知っておきましょう。

年齢と共に中性脂肪がつきやすくなっていきますね。この中性脂肪はどこから来るのでしょうか？

中性脂肪の多くは「体の中で余ったもの」です。とても単純な答えですが、とりすぎたもの、です。

その過剰な栄養は体に使われず、余ると脂肪に変わりやすいです。

脂肪1グラムは9キロカロリーに相当します。糖質、たんぱく質は1グラムあたり4キロカロリーで、脂肪は1グラムあたりのエネルギー量が糖質、たんぱく質の倍以上です。糖質やたんぱく質を、脂肪に変えてエネルギーを保持することが、体にとっては効率的なのです。

では、どういった栄養素が中性脂肪になりやすいのでしょうか。

それは「精製された糖質」です。

白砂糖、お菓子、小麦粉、パスタ、パンなどです。これらの炭水化物は、糖質と食物繊維に分類されます。

私達のエネルギーになるのは糖質。食物繊維は、腸のお掃除をしたり、デトックス役となって、腸内環境を整えてくれたりします。

通常、糖質は脳の栄養成分になったり、筋肉や肝臓で使われたりするので、必要なものです。ですが、過剰に摂取した場合は、中性脂肪に形を変えて、いつかのためにと蓄積されて、エネルギー源となります。ですので、決して糖質が悪いということではありません。

ただ、過剰に食べたり、一口目に食べたりすると、必要以上に糖質をとってしまうことが問題です。

「糖質、お菓子を過剰にとりすぎると、余った場合に贅肉になる」と心にとめておきましょう。

つまり、今、砂糖を多く含んだケーキ、チョコ、クッキーなどを食べている方は、それを減らすだけで「やせる」ということです。みるみる体が変わっていきますよ。

まずは、3食きちんと食べれば、間食はなくなります。加工度の高い精製された糖質を選択しなくなっていきます。食事を整えることで、自分の内側に自信がもてるようになっていきましょう！

美しくやせる6か条

それではここで、30代からの「美しくやせる6か条」をご紹介しましょう。

①腸内環境を整える食事をする
②血糖値を安定させる食事をする
③一汁一菜でもいい、きちんと食べる
④自炊を楽しむ
⑤美しく丁寧に食べる
⑥若さと健康のために運動する

①腸内環境を整える食事をする

やせたい、美肌になりたいを同時に叶えたいと思った時、世の中にある様々な情報にとまどうことがありますね。本当にたくさんの情報、考え方があり、有名な先生が全く違う食事方法を提唱されています。

「体重を落とすためには、糖質を抜くこと。肉を食べましょう」

「玄米菜食が体によい」

特に、お肉との付き合い方に関することと、炭水化物との付き合い方に関することの二極化しているように感じます。

これらの食事方法について、正しい、間違っている、という見方では判断できないと思います。その物事をみる「視点」が異なっているということです。

例えば、糖質を制限しお肉を食べると、体重は減少しやすいです。

糖質制限をするのが最も短期的なスリムへの道ですが、一方、玄米菜食は豊富な食物繊維を摂取でき、便秘改善には効果的です。

それぞれにメリットがありますね。

その中で、インナービューティーダイエットは、腸内環境を整える、という軸で食事をみていきます。

腸を整えることは健康で美しくなるために必須となります。次の理由からです。

・消化吸収の9割を腸が担っている
・免疫細胞の70%は腸から作られる
・幸せホルモンの9割は腸で合成される
・腸を整えることで、スリムになれる
・美肌は腸を整えることで叶う

これらについては、前著『美人はコレを食べている。』シリーズで伝えてきました。このほかにも多くのメリットがあります。美しさへの入り口は「腸内環境を整えること」です。

腸には、1000種類、1000兆個の腸内細菌が存在すると言われています。腸内細菌は生きている生物です。

私達の腸の中に、仲間が1000兆個もいる、と思うとさびしくないですよね（笑）。この菌達は、食べものを分解して、ビタミンB群などを生み出しています。そして、この菌には、人間にとってよい働きをする善玉菌と、多すぎると悪さを及ぼす悪玉菌と、どちらでもなく優勢な方の味方をする変幻自在の菌、日和見菌に分類されます。

腸を整える、とはつまり、善玉菌を増やすということです。腸の働きをよくする善玉菌が増えると、私達人間にとって、有益なものを生み出してくれます。

この善玉菌を増やす食事こそ、美しくなる食事の秘訣なのです。

これは次の項目でゆっくりみていきましょう！

②血糖値を安定させる食事をする

やせるためには、中性脂肪をいかに燃やすか、ということが大切です。そのためには血糖値のコントロールが必須となります。

血糖値とは、血液の中の糖質の数値です。血糖値は、食事の中の糖質で変動します。

糖質は、お菓子、パン、米などに多く含まれます。

過剰な糖質は血糖値を急上昇させ、脂肪を蓄積させる要因となります。

ここで、おこないがちな過ちは、「いかにご飯を抜くか」といったような、白米を悪者にする考え方です。**大切なことは、「食事の質を整える」こと。自分に自信がもてる食べ方をし、エネルギーに満ちた生きたものを食べる、ということです。**

まずは、単純糖質といった、砂糖などで構成されている食材や、加工度が高いものを減らすこと。つまり、ご飯を減らす前に、お菓子、パンなど加工品となった時、原材料に知らない成分がたくさん入っているものを減らしていきましょう。

ある程度の糖質は満腹感を感じるために必要な要素でもあり、脳のエネルギー源として、体には必要なものです。食べる順番にも気をつけましょう。まず海藻や野菜などの食物繊維をとり、たんぱく質をとり、最後に炭水化物をとってください。

そして、夜の食事に気をつけましょう。夜は寝るだけなので、昼間に比べてカロリーは消費されません。夜は少なめにして、翌朝の朝食をしっかりとりましょう。

目覚めからお腹がすいている状態は、とても健康的なことです。

夜、精製された糖質を控えることで、疲労感が抜け、イライラしない安定感を得られて、朝、目覚まし時計よりも早く起きられるようになるでしょう。

骨も強くなり、強い体になります。肌の質はプルプルになります。

③一汁一菜でもいい、きちんと食べる

太ることを恐れて食事に振り回されている時、何をどう食べたらいいかわからなくなりますね。水を飲むだけでも太るような気がして、食べることが怖くなります。お付き合いでの食事が苦しくなってきます。

低カロリーのこんにゃくだけを食べていればいいのかな、とか、お豆腐だけを食べていればいいかな、お肉は太らないと言われているからお肉だけ食べていればいいかな……と、食べるものを制限したくなります。

そういった「ばっかり食べ」が結局は、心の不安定をひき起こします。**私達が一番幸せな状態とは、「やせる」こと以上に「いつも穏やかな心でいる」ということではないでしょうか。**

たとえ体重が落ちても、いつまでも心が満たされないのはつらいですよね。だからこそ、まずは、「きちんと食べること」を目指しましょう。

「きちんと食べる」とは、できるだけ加工度の低い、様々な食材をいただくということ。色々な食材をいただく中でその時々に工夫をしていきましょう。

野菜が足りないと便秘が加速しがちです。

たんぱく質が足りないと、幸せホルモンが生成できません。

質のよい油が不足すると、肌が乾燥してきます。

様々な食材をいただくことは、決して難しいことではありません。一汁一菜でもいい、できるだけ、栄養のつまった旬のパワーがあるものをいただきましょう。

④自炊を楽しむ

皆さまは自炊をされますか？

ご家族がいらっしゃる方は、毎日作っていますよね。それが一番の健康法です。

たとえ、ラーメンを食べたとしても、外食で食べるラーメンよりも、野菜の鮮度が高かったり、発酵調味料を使っていたり、体が喜ぶものが入っています。**自炊は、体にとって贅沢な食事です。**

毎日お料理を作っている方は、それが美しさと健康への一番の近道だと、ワクワクしながら作っていきましょう。

私達が健康になるためには、必須栄養素の摂取、フィトケミカルの摂取、質のよい油、酸化していない食事など、色々な細かい要素が大切になります。それを満たすのが食事です。

1日3回食事があり、3回もチャンスがあります。

その一口で、人生も、健康状態も寿命も変わるとしたら――。

そして、自炊をすることによって、たまに外食する時も罪悪感をもたずに食べられるようになります。

私達は食べて太るのではなく、食べて放置するから太るのです。食べすぎた時には、野菜中心の食事にしてメンテナンスをすれば逆にやせます。

野菜をちぎるだけでも料理になります。

余った野菜は全て、お鍋に入れて、コトコト弱火で煮込んでいきましょう。野菜は低温で加熱されると甘く、おいしくなります。抗酸化成分、フィトケミカルも野菜の細胞が崩れることで吸収されやすくなります。

その中に乾燥昆布を入れるだけで、うまみが出て更においしくなります。冷蔵庫のお掃除にも、若返りにも効果的です。

⑤美しく丁寧に食べる

美しく生きましょう。

当たり前のことこそ、大切にしましょう。

今、体やお肌に何かのトラブルが起きている状態は、イレギュラーな状態です。いつもの自分に戻していくことが何よりも大切。そのためには、一つ一つのことを丁寧におこなって過ごしていきましょう。


私は、何をするにも不器用で、常にイライラしていました。そんなイライラした雑な自分が嫌いでした。でも、今は、丁寧におこなうことを一生懸命意識しています。時々、素の自分が出て、丁寧にできないこともありますが、それでも、丁寧にしようと努力しています。そんな意識の中に、新しい自分がみえてきます。


今日から演じていきましょう。

美しく過ごし、丁寧にお料理する。台所を掃除するだけで、心がうきうきしてきます。

変化することは、じつはとても簡単。難しく考えずに、まずは今すぐできることから。例えば、姿勢よく過ごしましょう。胸が開くと、深く呼吸できるようになり、腸の働きも活発になります。

自分ができる小さな一歩さえ始めれば、美しさを手に入れることができます。

⑥若さと健康のために運動する

皆さまは、運動は好きですか？　私は運動が苦手です。

小さい頃から体を動かすことが面倒くさいと思って過ごしてきました。運動を継続できたことがありません。

今、筋トレがブームになっていて、頑張っている人を心から尊敬します。

食事への意識を高くもち、運動もしっかりできていたら、最強の女性になりますね。

私もなりたいです。

運動嫌いな私が、最近感じること。

年齢を重ねると、体の色んな部分が垂れてきます。

私は、歩くのも嫌いで、自転車ばかり乗っていました。脳神経外科医の菅原道仁《すがわらみちひと》先生から、「ずっと座っている人は、死亡率が高い傾向にあります。私達は便利になりすぎている。あえて、大変なことをして、健康をつかんでいかないといけません」というお話をうかがった時に、衝撃を受けました。

確かにその通りだと思い、自分のたるんだ考え方にムチが入りました。それからは、歩くことを増やし、自転車は使っていません。

年齢と共に、顕著に低下するのが「筋肉」です。筋肉は鍛えないと脂肪に変わります。元々、筋肉は糖質を貯蔵してくれる場所であり、エネルギーを燃やしてくれる場所です。筋肉が多いほど、やせるのはそのためです。ですので、体重を落としたい方は筋肉をつけましょう。

私の場合は「将来歩けなくなる恐怖」と「自分が甘えていた自己嫌悪」を心底感じました。もっと健康になろう、もっとちゃんと運動しよう、と思いました。

意識を変えるには、少しのきっかけが大切ですね。人はどこでスイッチが入るかわかりません。だから色々な所へ出向いたり、人の話を聞いたりしてみましょう。

CHAPTER

2

INNER BEAUTY

肌も体も
確実に変化する！
キレイになる食べ方

3日続けてみよう。確実に肌が変化する

生徒さまと向き合っていて、気づくことがあります。

食事を整えると、まず顕著に変わるのは肌です。

病気を抱え、薬を飲んでいたり、生活スタイルが不規則だったりする場合は、なかなか変化が出ないこともあるのですが、ほとんどの方は食事を整えると、肌が変わってきます。

まずは、早い方だと、3日で洗顔をした時に触れる肌の状態が変わります。

「ざらざら」という感覚から「つるつる」の感覚に。3つのステップで美肌になりましょう。

✳ステップ1　油を変えると、美肌になる

美肌に最も効果的なのは「油の質を変える」ことです。

自炊が増えて、加工品が減ると、確実に肌は変わります。

「油なんてとっていない」と思う方も多いかもしれません。でも、お肌にトラブルが起きる時には、みえない油をとっています。

パンやお菓子に含まれる油、お惣菜、加工品、レトルト食品、外食の調理に含まれる油……。

これらに使われている油のほとんどは、摂取しすぎると炎症を起こすと言われる脂肪酸です。

赤ニキビは、油による皮脂腺づまりと炎症です。

オメガ6脂肪酸をとりすぎているサインだと思いましょう。具体的には、サラダ油、紅花油、ごま油、大豆油、グレープシード油などです。オメガ6脂肪酸の代表であるリノール酸は体の中で作れない油ですが、食材の中に含まれる量で足りると言われています。オメガ6脂肪酸系の液体の油を控えてみましょう。

その代わりに、体内で炎症を抑える物質に変わるオメガ3脂肪酸（えごま油、亜麻仁油など）を摂取していきましょう。

＊ステップ2　青菜中心に、赤い野菜を加えて、カラフルになるほど美肌へ近づく

肌の質を高めるためには、体のさびつきを防ぐ食材を味方にしていきましょう。『美人はコレを食べている。』でもお伝えし、更に美しくなっている生徒さまをたくさんみてきたので、確信をもって言えます。

緑の食材は美肌の色です。青菜のもつクロロフィルには活性酸素を除去する強い力があります。

また、葉酸は、血液を浄化してくれます。そこにお肌の粘膜を整える、ビタミンAを加えると、お肌の艶がより高まります。この代表格がにんじん。フィトケミカルのカロテノイドも含み、体のさびつきを防いでくれます。

お肌を上質に高めたい時には、緑、赤の野菜をとり入れ、更に色味を食事に加えていきましょう。毎食、濃い緑色の野菜をとっていれば、肌はどんどんキレイになっていきます。

＊ステップ3　海藻、発酵食品をとり入れ、腸から継続的な美しさを目指す

美肌のためには、まず腸が健康であることが大切です。

朝の忙しい時間に、海藻と味噌を入れたスープを飲むだけで腸が整います。

外食ばかりで野菜がとれない方も、カットわかめ、カットしいたけ、青菜を味噌にくるんで味噌玉にして、冷凍し、野菜不足の時にお湯を注いで飲む、というのはいかがでしょう。

そうするだけで、十分腸は健康になります。発酵調味料などに含まれる菌達は冷凍しても死にません。

ですので、冷凍を上手に活用するのもおすすめです。小腹がすいたら、自家製味噌玉スープでお腹を満たす。ぜひやってみましょう。

年齢と共にキレイになる食べ方とは

キレイになる食べ方とは、「多品目の食材をとること」です。いかに腸の色々な菌に栄養を与えていくか、が大切です。

食材選びは多様性を意識しましょう。品数を多くして、適量ずつ摂取するのが最もよい方法です。

食物繊維、ビタミン、ミネラル、フィトケミカルを多くとり、お肉はほどほどに。たんぱく質はなるべく種類を変えて。お肉を食べる際には、発酵食品や、食物繊維の多い食材と一緒に。オメガ3脂肪酸の油を適度にかける。適たんぱく質、良脂質、低単純糖質を意識しましょう。

善玉菌が好きな食物繊維をたっぷりと摂取し、悪玉菌の栄養になりやすい動物性のたんぱく質はほどほどに。

腸の善玉菌とは、つまり発酵菌。発酵菌は糖分をえさにして、私達の体に嬉しい、代謝促進のビタミンであるビタミンB群や、体を作るアミノ酸、免疫力アップにも欠かせない酪酸などの短鎖脂肪酸を生み出します。

この糖分とは、「砂糖」などの糖質ではなく、人間が分解できない食物繊維をさしています。だからこそ、発酵菌のえさ、つまり、善玉菌のえさである食物繊維を摂取することが大切です。

一方で、悪玉菌である腐敗菌の栄養成分はたんぱく質です。

お肉がダメということではなく、もし、食べすぎた場合、どんなことが腸で起こるかを知っておきましょう。

たんぱく質をとりすぎた場合、小腸で消化しきれず、その未消化の状態で大腸に入っていきます。すると腐敗菌が作用して、動物性の肉に含まれる窒素と硫黄をえさにして、アンモニア、ニトロソアミン、硫化水素などを発生させます。

これらは大腸の細胞を攻撃したり、酪酸の働きを阻害したりします。これらの刺激から、細胞間のすきまが広がり、腸の壁が緩んで、未消化の物質や、病原菌も通過しやすくなってしまったり、最近増えているリーキーガット症候群（腸管壁の粘膜に穴が空き、未消化の食べものなどが血管に漏れ出てしまう病気）になったりします。それが原因で大人になってからアレルギー、花粉症などのトラブルが起こったりします。

また、加工肉、牛肉、豚肉などの赤身肉の過剰摂取は大腸がんの原因となる可能性があると言われています。これは先ほどの未消化のたんぱく質を分解する際に、腐敗物質が慢性的に腸に刺激を与え大腸に負担をかけるからです。

また脂肪は、肝臓から分泌された胆汁と混ざることで、小腸で分解・吸収されます。この胆汁は小腸で働きを終えると肝臓に戻ります。ただ一部の胆汁は大腸に入ってきます。この胆汁を腸内細菌が変性させ、二次胆汁酸になった場合、とても有害なものになってしまうのです。

つまり、脂肪が多い食材をたくさん食べた場合、二次胆汁酸が発生するリスクが増えます。そしてＤＮＡにも損傷を与え、細胞の異常な成長をひき起こし、腫瘍に変わる可能性も含んでいる、ということです。

肉食、脂が多い食事は控えめに、ということですね。食べる際には発酵食品、ビタミン、ミネラル、フィトケミカルの宝庫の野菜、海藻類を一緒にたっぷりとりましょう。

たんぱく質は種類を変えて、満足感がもてる程度にしっかりと。質のよい油、オメガ3脂肪酸を生でとりましょう。

スリムへの最短距離は週に2回、自分を丁寧に扱う日を作ること

週に2回、25～30％のカロリー制限をする食事をすると体重が落ちやすいということが論文に出ています。（社）日本インナービューティーダイエット協会顧問の髙畑宗明《たかはたむねあき》先生のご著書にもありますが、カロリー制限と腸内細菌のバランスの研究結果が発表されたという内容です。（※1…参考文献の出典は巻末に掲載）

マウスの実験で、カロリー制限によって乳酸菌の一種であるラクトバチルス菌などの善玉菌が増加し、悪玉菌は減少する、というもの。**特に「低脂肪食で30％のカロリー制限」が、効果が高かったと言います。25％の制限は、「何気なく食べているお菓子など」への意識だけでも変わります。**

例えば、1日2000キロカロリー摂取していたとしたら、500～600キロカロリーを減らすだけです。チョココロネ1個（80グラム）が270キロカロリー、ミ

ルクチョコレート1枚（70グラム）は391キロカロリーです。このようなおやつを減らしたり、低カロリーのものへシフトするだけで体は変わっていきます。

この時「カロリーを制限する」ととらえると、気持ちがすごく苦しくなるのは私だけでしょうか？

毎日、食べるものを制限するという意識ではなく、食べすぎたり、時には体を休めようと思った時には、週に2回は、自分を極上の女性と想い、口にするものの「レベルを上げる」ことを意識してみましょう。500円でお菓子を買う代わりに、有機野菜を選択してみましょう。

苦しいと思うと続けられません。

大人のダイエットは気持ちのもち方から始まっていきます。週に2回、手帳にも花丸を書いて、「自分を丁寧に扱うワクワクday」としていきましょう。

何気なく食べているもので実は「体に負担を与えている」場合がとても多いのです。週に2日は、胃腸を内側からケアする時間と考えましょう。

「自分を丁寧に扱う」とは、例えば私の場合は、次のようなことです。

・太陽が昇ると共に起き、着替えて、お化粧して、しゃきっとしてみる
・朝食は野菜から食べ始める
・よく噛む
・姿勢を正して食べる
・ゆっくり過ごす
・お昼にも野菜を摂取し、たんぱく質も摂取。お米も食べてお腹を満たす
・間食にはハーブティーや、水を飲む
・おしゃれなカフェで優雅な時間を楽しむ
・夜だけ糖質を意識して減らしてみる
・お風呂にアロマオイルを入れる
・お風呂の後はマッサージをする
・早く寝る

自分をいたわるために行なうことは、人によって異なりますよね。自分を大切にすることを楽しんでいきましょう。

陶器のような美肌は調理方法がポイント

皆さまは、普段、調理方法で意識していることはありますか?

『美人はコレを食べている。』を読んでくださった方は、「美肌にはウォータースチーム」という意識が定着しているでしょうか?

ウォータースチームとは、油の代わりに少量の水を活用して弱火で蒸し煮する調理方法です。

ぜひとも実践し、これから先も継続してほしいです。

1日3回の食事で、どんな調理方法を用いているかでお肌の状態はまるで異なります。

お肌の「しわ・たるみ」を作る要因、AGEsと呼ばれる老化物質は調理中の加熱時間×温度が高いほど増えていきます。

ＡＧＥ測定推進協会が出している数値によると、牛肉１００グラムが生の場合、７０７キロユニット。フライパンで油を使って焼いてステーキになった場合、１００５８キロユニット。直火焼きだと７４９７キロユニット。鶏肉をフライパンで焼くと４９３８キロユニット、水炊きだと９５７キロユニットです。

調理法によって、ここまで違いが出てきます。

油を使用したお料理は、お鍋の中の温度をどんどん高くしていきます。

一方、お水を使用した調理は最高でも１００度までしか上がりません。「たかがその位」と思う方もいるでしょう。

でも美しさを作るには、「小さな積み重ね」こそ大切です。

外食で、揚げものは控え、油で調理しているものは選択しないことを意識していても、お付き合いなどで食べないといけない時もありますよね。その１食１食が苦しくなってしまったら、今度はストレスがたまって、活性酸素が生まれ、腸が緊張して便秘になるなど、悪循環に陥ることもあります。

だからこそ、「油を使った料理を食べない」と制限するのではなく、「外食では楽しく食べ、お家でメンテナンスしていこう」という気持ちでいきましょう。

生でいただく、蒸す、ウォータースチームする。これらが美肌料理法だと心得ましょう。

陶器肌は調理方法によって作られます。

うまみ成分は弱火にかけることで、より濃くなっていきます。

ウォータースチームは、油をひかないため焦げつきやすくなるので、適宜、水を足しながら火にかけていきましょう。老化を予防でき、甘みも際立つ、とてもおすすめの調理方法です。

次のページで、ウォータースチームのやり方を簡単に説明していますので、実践していただけたら嬉しいです。

油を使わない調理法・ウォータースチーム

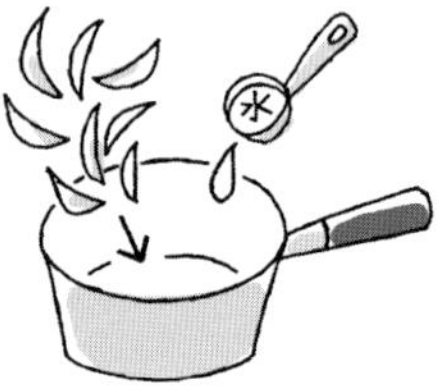

1

鍋に大さじ2の水を入れ、
刻んだ野菜を加えます。
野菜を平らにならしていきましょう。
平らにすることで
野菜の火の入りが均一になり、
おいしくなります。

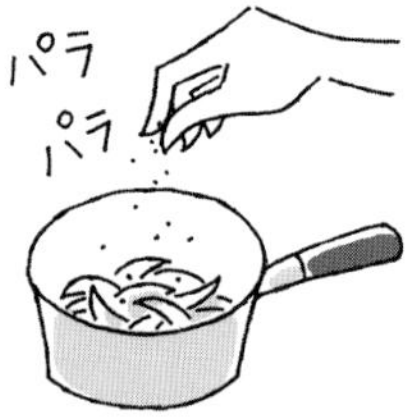

2

一つまみの塩を加えましょう。
塩を加えることで、
野菜から水分が外に出て、
甘みが凝縮していきます。

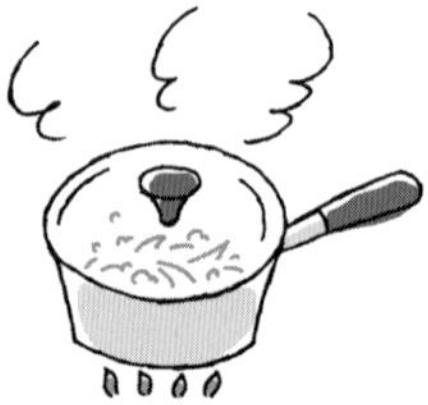

3

蓋をして弱火にかけましょう。
コトコト弱火にかけることで、
甘みが出てきます。
水がなくなったら適宜足します。

すぐにやせたい!　ダイエット強化の1週間の過ごし方

本来のインナービューティーダイエットでは、体重を落とすことを目的とせず、健やかな心になるために、食べながら美しくなる、ことを伝えています。

ただ「夏が近づいて薄着になるのですぐにやせたい」「同窓会が1週間後にある」「結婚式が1週間後だ」というように、短期間で結果を出したい時もありますね。

そんな時、短期集中でスリムになる秘訣もお伝えしておきましょう。

常に心にとめておきたいのは、食べるものは「自分で選べる」ということ。こうしないといけない、ということなど一つもありません。

栄養学の仕組みを知り、自分の体調や気持ちに合わせて選択しましょう。

短期集中の場合は、

①よく噛んで、美しい姿勢で食べること

姿勢を正して、美しく食べる意識をもちましょう。

②お腹がすいたら水を飲む

体の6〜7割は水分です。めぐりのよい体を作るために、水を摂取し、体の中の水分を入れ替えていきましょう。お茶を飲む時には、抹茶、モリンガ（インド原産の植物で、栄養が豊富。ただし、妊娠中の方はお控えください）のハーブティー、ルイボスティーなど抗酸化力が高いものを。美肌にもなります。甘みのあるフレーバーティーもよいですね。

何となく食べてしまうのは、お腹がすいているからではなく、「何か口にしたい」という習慣です。まずは、水分を含むようにしていきましょう。

③白米、小麦粉、お菓子から、野菜の甘みへシフト

理想はこんな食べ方です。

朝食は、野菜（特に青菜）、海藻、赤い色の野菜少しと、魚や納豆、豆腐。お腹がすく方はお米も食べましょう。

昼、お弁当には、ウォータースチームしたきのこ類をたっぷり、お好きなたんぱく質しっかり。お腹がすいた方は玄米を小盛り程度。外食の時は、お魚の定食を。

夕食は、自炊の場合は、青菜中心のカラフル野菜、魚、発酵食品、酢を組み合わせて。特に、酢を用いることをおすすめします。酢は塩分が含まれていないので、むくみも防ぐことができます。

夜は糖質をオフ。お米をお休みして、芋、くり、かぼちゃも夜はお休みすると、やせる効果が早いです。楽しめる範囲で調整しましょう。

④週に2回、いつもよりもカロリーを抑えてヘルシーに食べればやせる、と心得る

カロリー制限を週に2回おこなうと、体重がだんだん落ちてくるので、毎日食事を意識する、ということではなく、気軽な気持ちでおこなってみましょう。「今日の意識」という小さな意識の積み重ねをしていきましょう。

ぽっこりお腹は今から治せる

「30代をすぎると、お腹のぽっこりがなかなか治らない」
そんな声も聞こえてきます。
様々な要因はありますが、ぽっこりお腹の特に多い要因を挙げてみると

- **便秘**
- **骨盤のゆがみ**
- **筋力の低下**

が考えられます。

年齢を重ねると、筋力が低下し、上半身のお肉が垂れて、お腹がぽっこりしやすくなります。

では、このお腹ぽっこりは改善できるのでしょうか？

大丈夫です。改善できます。

人によって、原因は様々なので、いくつかのパターンに分けてみていきましょう。

まず、便秘によるお腹ぽっこり、という場合です。

そもそも、便秘には、弛緩性便秘と痙攣性便秘があります。弛緩性便秘の場合、食事が原因ということが多いです。

①食事が原因の便秘＝食物繊維不足タイプ

腸内環境の悪化により老廃物がつまっている状態。このタイプの方は、そもそも日々食べる野菜、海藻類の量が少なく、便秘がひき起こされていることが考えられます。まずは、1日あたり、両手のひらに山盛りの野菜を摂取する意識をもち、よく噛んで食べましょう。

②食事が原因の便秘＝たんぱく質過多タイプ

最近は、糖質をとらずに、たんぱく質をとっていれば太らない、という肉食ダイエットをよく聞きます。

確かに、糖質を控えることで体重コントロールはおこないやすくなります。ただ、腸内環境でみると、腸の悪玉菌はたんぱく質をえさとして増殖します。ですので、高たんぱく質、高脂肪になる食事は便秘のもとです。

赤身肉や加工肉には発がん性があるとも言われていますので、たんぱく質は、お肉、お魚、大豆製品など様々なものから摂取し、野菜、海藻、発酵食品を一緒に食べましょう。

③食事が原因＝高食物繊維食

実は、お野菜も食べれば食べるほどよいというわけではありません。

よいものも過剰に摂取すると、体への負担になることもあります。

もしかしたら、「こんなに野菜を食べているのに、お腹ぽっこりが治らない」という方もいるのではないでしょうか。そう思われる方は、ご自身の食べている野菜の種類をみてみましょう。

不溶性食物繊維はほとんどの野菜に含まれています。特に根菜類、大豆製品、玄米などに含まれ、水分を含んで満腹感を感じさせてくれます。その分、お腹で膨張しやすいのです。

また、ブロッコリー、キャベツ、芽キャベツ、カリフラワー、かぶなどアブラナ科の野菜はガスを発生しやすいと言われています。

たまねぎ、とうもろこし、アスパラガスなどオリゴ糖が多い食材も、腸の中で細菌が発酵を起こして、それがおならや腹部膨満感になることもあります。

そういう方はまずは次のことを心がけましょう。

・よく噛む
・食べすぎない
・水分を摂取すること。炭酸水を避ける
・お腹の張りを感じたら、海藻類などの水溶性食物繊維へシフトし、今食べている野菜の量を少し抑えてみる

痙攣性便秘の場合は、ストレスからくることが多いです。お食事を整えているのに便秘が治らないのは、頑張りすぎているサインです。深呼吸してゆっくりする時間をもっ

ちましょう。睡眠をしっかりとりましょう。

そして、生徒さまをみていると、猫背、座りっぱなしによる骨盤のゆがみ、内臓の垂れ下がり、この状態の方が多いように思います。

野菜をしっかり食べている、発酵食品も摂取している、でも、お腹ぽっこりがどうしても改善しない。

そういう方は、食事の内容と共に日常生活も振り返ってみましょう。

デスクワークのお仕事ばかりだと、どうしても猫背になり、骨盤の筋力も低下し、骨盤がゆがみやすいです。

1時間に1回は立ち上って、背伸びをし、そして、後ろにブリッジをするように背中をそらしてみましょう。重力に負けて、どんどん内臓は下がっていきます。

逆立ちや、ブリッジで戻していく、という毎日のコツコツの積み重ねが大切です。そして、食事をしている際、お仕事をしている際にも、できるだけ、お腹にきゅっと力をいれて、筋力を高めていきましょう。

すでに、今ぽっこりしているお腹も、こういった意識を積み重ねることで、確実に改善していきます。

年齢を重ねていくと、色々なことを「仕方がない」と思いがちです。
でも、あきらめることはありません。

自分の日々の行動しだいでどんな自分にもなれます。楽しんで実行していきましょう。

顔のしわ、たるみは日々の習慣が作る

皆さまは、しわ、たるみが気になったりしますか？

30代をすぎると途端に、目尻やほうれい線が気になってくるのではないでしょうか？

「加齢だから仕方ない」ということはありません。

日々の食事、習慣が、しわを増やすか、いつまでもハリのある状態を保っていくかを決めています。

そもそもしわとは、どのようにできるのでしょうか？

しわの原因には様々なものがあります。

大きくは

①表情
②乾燥
③糖化

④洗いすぎ、こすりすぎ

です。

まず、表情です。

笑った時にできる目尻のしわは、若い頃でもできますね。これが、笑っていない無表情でもある状態、これは「笑顔の記憶」です。目尻のしわが多いほど、これまでたくさんの笑顔でいた、ということなので、これは幸せな証拠。逆に、作りたくないなと思うのは、おでこや眉間のしわや、ほうれい線ですよね。

おでこや眉間のしわは、険しい顔をする回数が多いほど、ほうれい線も無表情でいればいるほど、ついていきますね。

そして、年齢は首に出ると言われます。デスクワークで猫背になったり、下をみてスマホを触っているとどうしても下を向いた姿勢となり、しわがつきやすくなってしまいます。

いつでも口角を上げて、柔らかい表情で。そして姿勢よく、斜め上をみながらお仕事しましょう。なかなか難しいですね（笑）。できるだけでOKです。

そして乾燥。

お肌トラブルの原因は乾燥から来ると言われています。

肌の保湿力が低下して、細かいしわになりがちです。

乾燥対策の1つ目は、濡れたままにしないということです。洗濯物なども、濡れたまま放っておくと、しわになってしまいますよね。顔を洗ったら、優しくタオルでふきましょう。保湿力を保っていることが大切です。私は日々、ノーファンデーションです。クレンジングの負担が減り、年々肌が美しくなっていることを感じます。

栄養素の面では、βカロテンの摂取をおすすめします。

βカロテンは体の中で必要量だけビタミンAに変わり、油と一緒に摂取することで、更に効力が高まります。

βカロテンが多い食材は、モロヘイヤ、にんじん、パセリ、バジルなどです。

私は、糖質が多いからと、にんじんの摂取を避けていたところ、お肌の乾燥が激しくなり、その後にんじんを食べてみたら、改善がみられました。

美肌になるおすすめのレシピを冒頭に掲載しています。


そして、先ほども出てきましたが、食事が関わってくる糖化。

これは最近、話題ですね。

インナービューティーダイエットでも、いかに糖化を防ぐかが美肌への近道と伝えています。

そもそも糖化とは、食事から摂取した糖質が体内のたんぱく質に結合して、たんぱく質を老化因子に変化させてしまうことです。これをＡＧＥｓといいます。

もともとは体を構成する優秀なたんぱく質が、体の老化の原因になってしまう。悲しいですよね。そして、このＡＧＥｓは、体を硬化させることが知られています。

お肌の弾力を作るコラーゲンが硬化したらどうなると思いますか？　弾力がなくなったものは硬くなり、しわやたるみが作られやすくなってしまいますよね。

この糖化を防ぐために今からできる方法、つまりいつまでもプルプルな肌を作るためにできることは、糖分との関係と、たんぱく質×糖分が焦げたものの摂取の観点から、次のことに気をつけることです。

①お菓子など白砂糖がたくさん使われた食べもの、精製されたもの、糖質の量が多いものの摂取を減らす
②食事の際は、食物繊維から摂取し、急激な血糖値の上昇を抑える
③揚げものや焦げたものなど、たんぱく質と糖分が加熱されたものの摂取を減らす
④調理に油を用いず、良質な油を上からかける。少量のお水で蒸し煮するウォータースチームで調理する（うまみも高まり、とってもおいしくなります）

そんなに食べていないのに太るのはなぜ？

皆さまは、「そんなに食べている気がしないのに、なぜか太る……」という経験はありませんか？

いつまでも変わらない体型を保つために、意識すべき3つの視点があります。

①食事の質、②食べ方と時間、③冷え、です。順番にみていきましょう。

①食事の質

食事で必須栄養素が不足すると、どうしても体の血液のめぐりが悪くなります。

必須栄養素とは、体の中で作ることができない栄養素、もしくは足りないために、食材から摂取しないといけない栄養素のことです。

外食が続くと、野菜、海藻類が不足するため、ビタミン、ミネラル、必須栄養素のオメガ3脂肪酸が不足しやすくなります。

中でも、お肉などには含まれないビタミンCが不足しがちです。このビタミンは水溶性なので、新鮮な野菜を食べることで摂取できます。

また、味つけの濃い外食によって、塩分の過剰摂取となり、どうしてもむくんでしまうことがあります。

この時、カリウム、カルシウムなどのミネラルが不足しがちになります。カリウムは体からむくみをとってくれる栄養素で、大豆製品、あずき、きくらげ、アボカドなどから摂取できます。

私もむくみが激しい時、あずきを一晩漬けて、乾燥昆布を入れ、3倍程度の水で煮込んで食べていました。

水分がなくなってきたら、あずきの上に一口サイズに切ったかぼちゃを乗せて蒸し煮して作る「あずきかぼちゃ」は、むくみとりに効果があると、昔から言われている食べ方ですね。

アボカドや青菜を意識してとることも、日々心がけていきましょう。

更に、自然と「満足感」を求めて糖質の摂取が増えていませんか?

私達は、甘いものを食べるとドーパミンと言われる興奮や満足を感じるホルモンが分泌されます。この満足感を感じたくて、どうしても食べてしまう、という場合があります。

30代をすぎると、仕事の責任、家族への責任、恋愛、結婚など、多くの圧力のはざまで生きていくことになりますよね。疲れて、「何も考えないで生きられたら楽なのに……」と思う時、無意識に刺激のある食事、満たされる食事に手が伸びます。


まずは、自分の食事をみつめて、どこに原因があるのかを知っていきましょう。昔と今で、食べ方が変わった部分はありますか?

そこに原因があります。

どうやって改善していくのかを真剣に考えて、新たな食べ方を計画します。ノートに書き出してみましょう。

- **今までと食べ方が変わった部分はどこか?**
- **そこをどうやって変えていくのか?**

と、改革案を計画します。まずは1日だけやってみましょう。1日、1日を重ねていきましょう。3日続けば、確実に体は変わります。

②食べ方と時間

夜遅い時間に食べると太りやすいと言われています。

太りやすいゴールデンタイムは22時〜2時と言われていますが、これは何の時間でしょうか?

ビーマルワンという遺伝子があります。「肥満遺伝子」と言われ、脂肪をためこむ体作りを促進する働きがあります。中性脂肪やコレステロールの合成を活発にし、脂肪細胞に中性脂肪をたくさんためこもうとする働きをもつと言われています。

このビーマルワンは夜に増えるため、夜は20時以降は食事は控えたほうがよいとされています。

食べる内容もそうですが、食べる時間も大切なんですね。

ただ、21時すぎに家につき、ご飯を作っていたら22時をどうしてもすぎてしまう、そんな時もありますよね。時間がない場合には、手のこんだ料理を作る必要はありません。

ただ、その疲れた体にインスタント食品や加工品を摂取してしまうと、更に体が疲れてしまうので、「袋調理」がおすすめです。

サニーレタス、小松菜など青菜をちぎってポリ袋へ入れ、栄養価の高い豆苗、アルファルファ、スプラウト系も入るといいですね。冷蔵庫の中の生で食べられる野菜をたっぷり入れて、コクを出す豆腐、のりをちぎって加え、袋の外から揉み混ぜて。お皿に出して、亜麻仁油、塩麹などをかけていただきます。

時間がなければ手抜きしてもOK。その際でも、「生きた食べもの」「自分を元気にしてくれるもの」をとることを考えていきましょう。

③冷え

女性の体の多くのトラブルは、この「冷え」に隠されている気がしてなりません。冷えを抱えている生徒さまに不調が多い傾向があります。

私達の若さを作る免疫力は、体温が1度上がると約30％上昇すると言われています。

また、がん細胞は35度あたりが増殖しやすいと言われていますので、病気にならない、がんにならない体を作るためにも、体温が高いことが大切です。

冷えから、血液のめぐりが悪くなり、エネルギーを蓄積しやすい体になると考えられます。また、脂肪は冷えている場所に蓄積されていきます。

内側から体を温める方法の一番の改善策は「よく噛む」ことです。噛むと体の中の食事誘発性熱産生が高まり、体がポカポカしてきます。

具体的な冷えの対策はのちほど紹介します。

また、冷えを改善するためにも「筋力」を蓄えることが必須です。筋肉はやせるためではなく、健康のために必要だと思うと、日常的に歩くことから始めようかな、と思えてきますね。

46歳。20代と変わらぬ体型をキープする秘訣

サロンで活躍するインナービューティープランナー達は、年齢を重ねるほどに美しくなっていきます。

それは、食に前向きに取り組むことで、着実に内側が整っていくからです。

サロンの人気講師であり、管理栄養士でもある小川昭子さんは、20代の体型を今もキープされています。

その日々の心がけに、太らない食べ方の秘訣がありました。ご紹介しましょう。

INNER BEAUTY STORY

「昔からその体型なの？　太らなくて羨ましい」と言われることが多いです。
でも、昔からこの体型だったわけでも、太らない体質というわけでもないので

す。20代の頃は今より、もう少しポッチャリとしていました。

その後、様々なダイエットを経て、今の体型に落ち着くのですが、46歳になった今でも、この体型を15年以上維持しています。その秘訣は誰もができるほんの些細なことを、日々続けているからなのかもしれません。

私は常に「食べたら動く」ことを意識しています。日常生活の中で体を動かすこと、「ながら運動」を習慣としています。

例えば、
・姿勢をよくする
・たくさん歩く
・背筋を伸ばし、なるべく大股で歩く
・階段を上る時は基本つま先立ち
などです。

特に、姿勢をよくすることは、かなりの効果があります。おへその下辺りの丹田《たんでん》という場所を常に意識することでお腹周りのお肉は自然と引き締まります。食事の時も姿勢をよくすることで、食べすぎ防止にもつながります。

管理栄養士の仕事をしているので、よく人から、「カロリーを計算しながら食べているのですか?」と聞かれます。答えは、「ノー」です。もちろん、何がどの位のカロリーなのかはおおよそ見当はつきますが、あまり気にしていません。私が心がけていることは、「食べものの質」です。

①なるべくナチュラルなものを選ぶ、②お野菜をたくさん食べる、③発酵食品の摂取、などです。

基本は好きなものを好きな時に食べています。大切なのは、食事を楽しむことです。

ある有名なハリウッド女優さんが実践していると言われていることを、私も長年継続しています。それは「7対3の割合」です。先に述べたような「体を想う食事」を7割、「好きなものを好きな時に食べる」を3割。この割合を自分の中でよしとしているのです。

おかげで、食事に対してストレスがなく、毎日楽しく過ごすことができています。食事を楽しむことこそ、キレイになる秘訣だと思います。

冷えを改善するには

トラブルに悩む生徒さまの多くは「冷え」についても悩まれています。ここでは、今からできる冷えの改善策をみていきましょう。

冷えの改善は、何よりも「よく噛む」ことです。 噛むだけで食事誘発性熱産生が高まり、体温が上がります。日常的に食事をよく噛むことは、スリムになったり、気持ちが静まったり、よいことしかありません。

効果的な栄養素はビタミンE、ビタミンB群、たんぱく質、ショウガオール、カプサイシンなどです。 ビタミンEは血行促進のビタミン。血のめぐりをよくしてくれます。アーモンド、かぼちゃ、モロヘイヤなどを摂取していきましょう。ビタミンB群は様々ありますが、特に、ビタミンB_1＋アリシンの組み合わせが活力アップにおすすめです。

例えば、えのきたけ（ビタミンB_1）＋にんにく（アリシン）、豚肉（ビタミンB_1）＋にんにく（アリシン）など、組み合わせて、調理していきましょう。
きのこ類、肉、魚はビタミンB群が多いことからも、「冷え」を抱えている時には、意識して摂取するとよいでしょう。

また、たんぱく質不足でも冷えになることがありますね。野菜は食べるけど、たんぱく質が不足してしまっている、という方もいらっしゃいます。毎食、片手の手の平全体に乗るくらいの肉、魚、豆腐を何かしらとりたいところです。

そして、発汗、代謝を促進するために、しょうがや唐辛子を入れた、アクセントのあるレシピがよいですね。スープに入れるのはいかがでしょう。体温を上げる、という意味でも、温かい飲みものはおすすめです。

更に、体を温めるためにお風呂で湯船につかりたいですね。気温など、外的な要因でも、体はどうしても冷たくなります。夜はお風呂で体の芯から温める。日常では、靴下をはくなど、足元を温めておきましょう。

まずは「噛む」ことから実践してみましょう。

ブラのホックにたまるお肉、すっきりキレイにしよう

だんだんと背中、ブラジャーのホックのあたりに贅肉がたまっていきませんか？

背中のシルエットが一回りも、二回りも大きくなっていく……。そんなことを感じたことはありませんか？


私達の体はとても賢くて、食べたものをエネルギーに使ったり、使いきれなかったらそれを今後のエネルギー源として、ためておくことができます。

この中性脂肪に変わりやすいものは、とりすぎた糖質と、飽和脂肪酸です。

お菓子、パン、パスタ、お米や脂身たっぷりのお肉です。

よく言われている洋風の食事が毎日続くと太りやすい、というのは、こういった理由からも言えるでしょう。

ですので、背中のお肉をなくしたいと思ったら、糖質の最たるもの、お菓子を食べないこと。

お菓子っておいしいですよね。ただ、お菓子が習慣になっていたとしても、目的が明確であれば、人は変われます。**お菓子が背中のお肉になると自覚し、お菓子の質を変えていきましょう。普段の生活で、食べても食べなくてもどちらでもよいものが減っていけば、体は変わります。まずは、食事の質の見直しから。**

そして、日々、できるもう一つのポイントは、体のケアです。**インナービューティープランナーの井上実香さんは、エステティシャン。**ゴッドハンドと呼ばれる腕のよい方です。その方に学び、体の日常ケアを実践してみると、私の体もどんどん変わっていきました。その方法を次のページでご紹介します。

日常ケアで、体が変わっていく

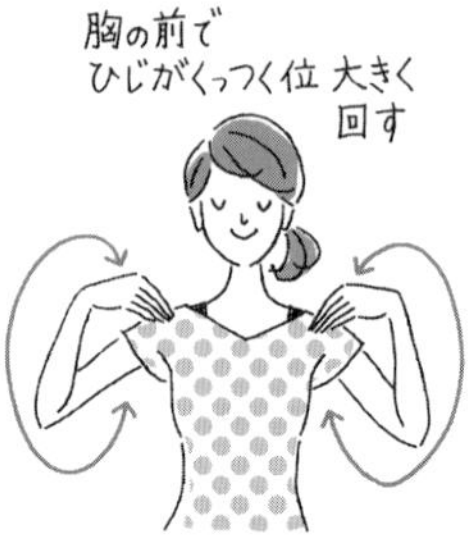
胸の前で
ひじがくっつく位
大きく
回す

1

肩を回す。

脂肪は、動かさないところにたまっていきます。肩を大きく回したり、胸を開いたり、背中の肩甲骨を刺激し、活性化していきましょう。

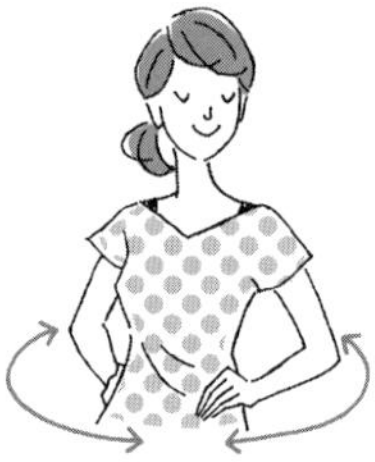

2

腰をひねる。

腰は特に冷たくなりやすい場所です。背中全体への意識を向けてひねります。

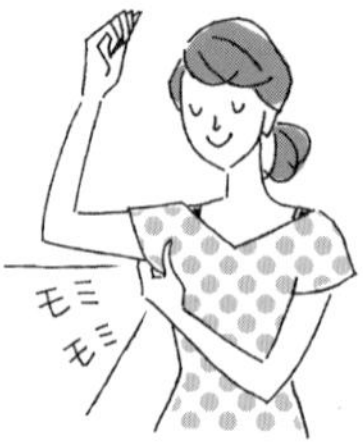
モミ
モミ

3

脇の下を刺激する。

リンパが特にたまるのが脇の下。ここを揉むように刺激しましょう。これだけで二の腕の太さが変わっていきます。

食事は体を内側から整えるうえで、とても大切な土台です。
そして更に、日々のケアをとり入れて、体のめぐりをよくしていくと、
体の状態がどんどんよくなっていきます。

心の安定を作る食材は?

幸せホルモンは、腸から生まれるお話をしました。

そもそもこの幸せホルモンの原材料は何でしょうか?

幸せホルモンは、「トリプトファン」というアミノ酸が材料となり、その90%以上が腸で合成されます。


そのトリプトファンは、卵、牛乳、大豆、じゃがいも、シリアル、ブロッコリー、カリフラワー、キウイ、プルーン、ナッツ、海藻、トマトなどに含まれていると言われています。


更に、こういった食材と一緒に、ビタミンB_6、亜鉛、マグネシウムも必要です。

ビタミンB_6はにんにく、ししとうがらし、モロヘイヤ、さつまいも。亜鉛は黒ごま、えんどう、大豆、あずきなど。マグネシウムは黒ごま、大豆、きくらげ、切干大根、いんげんなどに多く含まれています。

特に、イライラした時には、豆腐に黒ごまを振り、醤油や塩麹、醤油麹などをかけて食べるといいですね。ガーリックソルトなどで味つけをしてもいいでしょう。

私もよくこの組み合わせを食べて、癒されています。

CHAPTER

3

INNER BEAUTY

30代からの体に必要な栄養素とは？

食べる美容液はこの5つ

私達を美しくしてくれる、食べる美容液は、①発酵食品、②旬の野菜、③海藻、④質のよい油、⑤良質なたんぱく質源、の5つです。

体が成長していく子供時代と、体のメンテナンスを大切にしていく必要のある大人になった時では、意識すべきものが変わってきます。

子供時代には炭水化物中心で構成し、エネルギーをたくさん摂取することが大切です。**大人の体のメンテナンスには、ビタミン、ミネラルといった代謝を円滑にする栄養素をたっぷりと摂取し、更に、体の中の活性酸素を除去する抗酸化作用がある抗酸化食材を摂取します。**

この抗酸化食材が、旬のカラフルな野菜です。季節の野菜を、彩りよく食べることでバランスは整っていきます。色、香り、苦味、あくが野菜の抗酸化力のそれぞれの違いになります。これは、次の項目でしっかりとご紹介しますね。

そして、女性が不足しやすいのが、たんぱく質とミネラル。体の全てを作るたんぱく質やミネラルが不足すると、「疲れ」「腸のトラブル」「肌の乾燥」などもひき起こされていきます。

もし、ふきでもの、ニキビなど、お肌に悩みがある際には、魚がおすすめです。魚に含まれるEPAには細胞の生まれ変わりをサポートする力も備わっていると言われています。特に青背の魚には多く含まれ、体の中で作ることができないオメガ3脂肪酸を摂取できます。

また「畑のお肉」と言われる大豆で作られる発酵食品・納豆もよいですね。大豆製品を食べていると、エクオール産生菌が増えると言われています。

エクオール産生菌は大豆などに多く含まれるイソフラボンを元にしてエクオールという物質を生み出すことができます。エクオールはエストロゲンというホルモンと同様の効果をもつと考えられ、更年期障害の対策としても有効です。

そして、腸を健康にする、という視点でも日々、これらのアプローチが有効と言われます。

腸内細菌からみた、やせやすい食事は？

現在、腸内研究ラボに参画させていただき、腸について学びを続けています。ウンログ株式会社さんの腸内フローラ検査を活用したところ、40歳をすぎてお肌の状態が良好でノーファンデーションのインナービューティープランナーの腸内は多くの細菌のバランスがよく、多様性が高い、という結果が出ました。

腸内細菌の「多様性」が腸の粘膜のバリア機能を高め、免疫力を向上させると言われています。

腸内細菌は腸の中で色々な代謝産物を作っており、特に有機酸が重要視されていますが、色々な代謝産物がヒトの血液中に入り循環することで、体に有益に働いていると言われています。

では、その中で、どういった食事が腸内環境を良好にさせ、肥満になりにくいのでしょうか?

ある実験では、肥満になったマウスに、食物繊維が多く飽和脂肪酸の少ない健康的な食事をさせたところ、体重が減少したそうです。つまり、食事により腸内細菌のバランスが整えば肥満を解消できる可能性があるということです。飽和脂肪酸は肉などに多く含まれています。（※2…参考文献の出典は巻末に掲載）

他の研究では、高脂肪食をマウスに食べさせ続けたところ、腸内細菌のバランスが崩れて、肥満の原因になる腸内細菌として知られる「ファーミキューテス（Firmicutes）」が多くなったことが確認されています。（※3…参考文献の出典は巻末に掲載）

更に、1日中ずっと高脂肪食を食べさせたマウスの腸内細菌は、活動する時だけ高脂肪食を食べさせたマウスに比べるとファーミキューテスが多かったそうです。

つまり、腸内細菌のバランスがよくなる食事は、

- **高食物繊維**
- **低脂肪**

・飽和脂肪酸の低い食事

ということです。

食物繊維が多い食事、旬の食材を意識しながら、お肉などの動物性の食品を控えめにし、外食などでの油の摂取のしすぎに気をつけ、揚げもの、加工品が減っていくとよいでしょう。

つまり、日本人の昔ながらの一汁三菜のお食事が腸にはよいということですね。

更に、腸内細菌の善玉菌の主なえさは水溶性食物繊維です。これは、日本人に不足しがちな栄養素です。海藻、ネバネバ食品、アボカド、これらを摂取するお食事を意識していきましょう。

腸を健康にしていくことは決して難しいことではありませんね。

30代の体に必要なバランス

30代になると、体も心も疲れを感じやすいですね。そんな時には心も体も「バランス」のとれた自分になること、です。この「バランス」という言葉は、抽象的で難しいかもしれません。

バランスとは、腸に置き換えると「多様性」です。すでにお伝えした、旬の野菜をカラフルに、一汁三菜がおすすめとなります。

その中で、特に不足しやすい栄養素を挙げるとするなら

・糖質の代謝、疲労回復のビタミンであるビタミンB_1
・脂質の分解、粘膜の修復をするビタミンB_2
・しみ・そばかす予防、お肌の弾力を作るビタミンC
・心の安定を作ることに欠かせないビタミンD

・体の疲れを予防する鉄
・骨や美しい歯を作り、イライラ予防となるカルシウム
・むくみ予防に欠かせないカリウム
・酵素の働きに欠かせない亜鉛
・血流をよくし、炎症を抑えるオメガ3脂肪酸
そして体の全てを作るたんぱく質です。


体のトラブルを解決してくれる栄養素と食材についてまとめてみたので、巻末の表を参考にしてください。

これらが網羅された私のおすすめの献立は、汁ものではきのこたっぷりの具だくさんスープ。きのこ類でビタミンB群、食物繊維を摂取しましょう。ここに乾燥しいたけを入れてビタミンDも摂取しましょう。

主菜や副菜には、毎食、納豆か、豆腐か、魚をとり入れましょう。たまには外食でお肉を楽しむのもよいですね。ビタミンC、鉄を摂取したい時は、春・夏は赤と緑の野菜たっぷりのサラダを楽しんで、秋・冬は低温のウォータースチームで赤と緑の野菜をと

り入れるといいでしょう。ゆずをしぼるのもよいですね。

一つの食材で全てを摂取できるという効果的なものがあればよいのですが、そういったものはなく、体は色々なものの組み合わせで整っていきます。

お肌についての知識を深めていらっしゃる方は、油の質がお肌の質を決めることをご存じだと思います。特にオメガ6脂肪酸の過剰摂取が炎症の原因であることも学んでいらっしゃると思います。

では、そこから更に深めて、どうしてオメガ6脂肪酸の過剰摂取がよくないのか、という点についての解説と、とりたい栄養素と食材についてふれておきます。

まず、オメガ6脂肪酸を含む油は、紅花油、菜種油、サラダ油、大豆油、ごま油などです。これらの油はオメガ6のリノール酸を含み、過剰摂取で炎症をひき起こすアラキドン酸という物質へ変化します。炎症は、体を守ろうとする防衛反応。そこへオメガ3脂肪酸が抑制の力を発揮し、炎症と抑制のバランスをとり合っています。

現代人は、オメガ6脂肪酸にバランスが傾き炎症を起こしやすい体になっていると言えます。

揚げもの、加工品、外食などのオメガ6脂肪酸は酸化している場合が多く、活性酸素を生みやすいので、抗酸化作用のあるビタミンC、ビタミンA、ビタミンE、ビタミンB2を一緒にとるとよいでしょう。

ビタミンCは、春は菜の花、夏は赤ピーマン、秋・冬はブロッコリー、ゆず。年間を通してとりやすいのはキャベツ。焼肉ではレモンをしぼるとよいですね。ビタミンAは緑黄色野菜、ビタミンEは米油、ビタミンB2はきのこ類がおすすめです。

動物性食品には過剰摂取すると炎症の原因となるアラキドン酸が多く含まれています。豚肉、牛肉、鶏肉で比較すると、豚の脂身にオメガ6脂肪酸が多く含まれます。豚肉は疲労回復のビタミンであるビタミンB1がとても多いので、とりたい栄養素によって、取捨選択しましょう。

腸に負担がかかりやすい食事をした時は、腸を整える次の食材を一緒に摂取したり、翌日のメンテナンスに活用しましょう。

・プロバイオティクス…直接、腸に善玉菌をとり入れることができます。発酵調味料やぬか漬け、納豆など発酵食品に含まれます。

・プレバイオティクス…善玉菌のえさをとり入れることができます。食物繊維、オリゴ糖などのことです。特に水溶性食物繊維が有効と言われていますので、昆布、わかめ、果物、大麦などを意識して摂取したいですね。オリゴ糖が多い食材は、たまねぎ、ごぼう、大豆製品、かぼちゃ、にんにく。こういった食材を意識して、食事に加えていきましょう。

30代を超えたら糖質の過剰摂取は老化につながる

巷では、「糖質は太るから減らそう」という糖質制限ダイエットをよく耳にしますね。お米を食べない、パンを食べない、そういったダイエットをされている方も多いのではないでしょうか?

インナービューティーダイエットでは、お米を適度に食べる一汁三菜をおすすめすることが多いです。その方の環境、状況によってアドバイスは異なりますが、基本は心穏やかに、色々なものをよく噛んで食べるというもの。

糖質を減らしすぎた分、他の何かが過剰になってしまうこともあります。

制限をかけて食べることはストレスになり、食べることへの「恐れ」になることがあります。だからこそ、季節の食材をカラフルに、きちんと食べる、という意識を大切にしたいですね。

その中で、糖質の摂取量に気をつけるのは大切なことです。それは、私達のエネルギーの合成経路を知っておくと理解が深まります。

糖質は私達のエネルギー源。糖質は毎日暮らしていく中でとても大切な栄養素で、脳をはじめ、私達の体にパワーを与えてくれます。

少し詳しくお伝えすると、**糖質を使って私達の体のエネルギーを作る場所は、細胞の中にある「解糖系」と「ミトコンドリア系」です。初めて聞く方も多いと思いますが、2つの違う場所と思ってください。**

生まれてから毎日暮らしていく中で、解糖系もミトコンドリア系もエネルギーを生み出してくれています。解糖系は酸素がなくてもエネルギーを作るのが特長で、瞬発力のあるエネルギーを作り出します。

一方のミトコンドリア系は大量の酸素を使うことで、もっと多くのエネルギーを作り出してくれます。ただし、ミトコンドリア系には活性酸素が発生します。30代を超えると徐々に活性酸素が蓄積しはじめ、ミトコンドリア系の機能が低下してしまいます。

活性酸素によってミトコンドリア系の機能が低下すると、解糖系から運ばれる成分の処理が追いつかず、糖質が余ってしまうのです。こうして余った糖質は体の脂肪として蓄積し、老化の原因につながります。

そのため、20代と同じ量の糖質を摂取していると、糖質は過剰になってしまいます。

また、頑張りすぎてしまう方ほど、睡眠不足やストレスによって交感神経優位となり、体が血流障害を起こしたり、低体温になったりしてしまいます。

ストレスを感じると解糖系の働きがにぶることも知られています。解糖系の働きがにぶると糖質の処理能力も低くなります。

ストレスによって発生する活性酸素や体温の低い状態は、ミトコンドリア系にも悪影響。抗酸化のためにもビタミンEや、次のページに出てくるフィトケミカルの摂取を心がけましょう。

更に、交感神経というアクセルの神経から分泌されるアドレナリンや糖質コルチコイドは、血糖値を上げる要因です。

つまり、心が不安だったり、強いストレスを感じたりしている際には、高血糖になり太りやすくもなります。

太らない体を作るには、糖質の量を控えめにしながら、リラックスのために深呼吸をしっかりとおこなって、ミトコンドリア系を活性化させていくこと。

体質が変わってきた時こそ、「自分を大切にしよう」と思い、心穏やかに過ごしていきましょう。

年齢と共に美しくなるために、フィトケミカルを知っておこう

私達が年齢と共に美しくなるためには、栄養素と共に、「フィトケミカル」を味方につけることです。

「フィト」とはギリシャ語で植物。「ケミカル」は化学物質。植物がもつ化学物質ということです。

植物のもつ、色、香り、色素、あくなどです。

このフィトケミカルは、体を酸化から守る強い力があります。酸化とは、体が活性酸素でおかされることです。

活性酸素は、本来は強力な殺菌作用などをもっていますが、過剰に発生すると、体の細胞膜や酵素をさびつかせる働きがあるとも言われます。血管などもさびついてしまう

ことで、がんの要因にもなると言われています。

よく高血圧がよくないと言われ、コレステロールが悪者になりますが、血管が活性酸素に傷つけられることが一番の要因となります。

この活性酸素は、紫外線、たばこの副流煙、排気ガス、農薬、添加物など、あらゆる場面で体に負担が生じた際に発生すると言われるものです。

完全に防ぐことは難しいので、この酸化を防ぐ力、抗酸化力が高い食材を摂取しましょう。

その主役がフィトケミカルです。

フィトケミカルは、約1万種類あると考えられています。

ポリフェノール系、カロテノイド系、イオウ化合物、テルペン類など、様々な系統に分けられます。

抗酸化作用、デトックス作用、免疫調整作用などが知られています。善玉菌の宝庫、発酵調味料と、旬の野菜でフィトケミカルを摂取することで、相乗効果が期待できます。

RED・PURPLE
赤色・紫色

アントシアニン

レッドキャベツ、ブルーベリーなどの青紫の色素。強い抗酸化作用。目の病気、血管障害系の病気に効果的。視覚機能を維持。

リコピン

トマトに多く含まれる赤い色素。βカロテンと異なり、体内でビタミンAには変換されない。強い抗酸化作用があり、大腸がんや胃がんなどの消化器系がんを予防する。

グアシニン

ブルーベリーに含まれる青紫の色素。アントシアニンの仲間。視力回復、老眼の抑制、改善に効果がある。

カプサンチン

赤ピーマンに含まれる赤い色素。強い抗酸化作用がある。悪玉コレステロールの酸化を防ぐ。

ORANGE
オレンジ色

αカロテン

にんじん、かぼちゃなどに含まれる。がん予防に効果的。肝臓や皮膚、目などの組織を活性酸素から守る。

βカロテン

にんじん、かぼちゃなどに含まれる。体内で必要量だけ、ビタミンAに変わる。呼吸器などの粘膜の保護に効果的。抗酸化力も。

YELLOW
黄色

クルクミン

うこんなどに含まれる。抗酸化作用があり、体内で強力な抗酸化力をもつテトラヒドロクルクミンへ変化。発がん予防。

βクリプトキサンチン

みかん、特に温州みかんに多い。強い抗がん作用があり、大腸がんや皮膚がんを抑制する力がある。粘膜強化、ビタミンAの働きも。

エリオシトリン

レモン、ライムに特有の色素。強い抗酸化作用。脂質の酸化を抑制。

ゼアキサンチン

とうもろこしなどに含まれる。視力低下、白内障、緑内障予防。目の網膜を保護。

BROWN
褐色

ケルセチン

たまねぎに含まれる。悪玉コレステロールの酸化を予防。

GREEN
緑

クロロフィル

ほうれん草、ピーマンに含まれる。強い抗酸化作用。がん予防に効果。

日光を浴びないことで不足してしまう栄養素がある

年々暑い日が多くなっていますね。1年のうちで特に紫外線が強くなる夏だけでなく、1年中紫外線対策のために日焼け止めを塗る方も多いのではないでしょうか？

悪者のイメージがある紫外線には、実は、女性の健康に欠かせない大切な役割があります。**それは、私達の肌が紫外線を浴びることでビタミンDが作られるということです。日光を浴びることで合成されるため、「サンシャインビタミン」とも言われています。**

最近おこなわれた調査によると、20代女性が週3日以上日焼け止めを使った場合、血液中のビタミンD濃度が常に欠乏状態になることがわかったそうです。

ビタミンDは腸からカルシウムの吸収を助ける栄養素として知られています。そのため、ビタミンDが不足し続けると30代以降の女性では骨が弱くなってしまい、骨粗しょう症や骨折のリスクが上昇することがわかっています。

更に、ビタミンDは体の中で変換されてホルモンと同じような働きをします。新しい研究によると、ビタミンDは骨の健康だけでなく、免疫力を高めたり筋肉を強くしたり、がん細胞と闘ったりする効果が発見されるなど、30代を超えて衰えてくる体の働きを助けてくれる大切な栄養素であることが示されています。

30代になって妊娠出産を考えている方にとってもビタミンDは欠かせません。妊娠中にお母さんのビタミンD摂取量が不足すると、赤ちゃんの成長にも影響があると言われています。また、うつ病との関連性も知られていて、幸せを感じながら暮らしていくためにも欠かせません。

でも、外に出て日光を浴び続けることには抵抗がありますよね。**まずは1日10分程度、朝、深呼吸をしながら日光を浴びてみるとビタミンDが肌で作られるようになります。また、お食事でビタミンDを摂取することもできます。** イワシやカツオなどの魚、しいたけ、しめじといったきのこ類に多く含まれています。毎日の料理にぜひ活用していきたいですね。

今から実践できるトラブル解決の食べ方

様々な栄養素を含んだ食材は、私達の体を美しくし、トラブルを解決してくれます。トラブルのケース別に、食べ合わせ例やおすすめの食材をまとめました。

＊疲労を回復したい！……えのきたけ、たまねぎ、にんにくをプラスする

疲労回復のビタミンは、ビタミンB_1です。

そして、アリシンを一緒に摂取すると、相乗効果が得られると言われています。ビタミンB_1が豊富な食材は、ごま、大豆、えんどう、にんにく、あずき、えのきたけ、ひらたけ、玄米、ぬか漬け、豚肉などです。同時にこのビタミンB_1は糖質の代謝にも有効なので、スリム強化にも向いています。

その際は、糖質の少ないきのこ類と一緒にとるのがおすすめです。

簡単なとり方としては、朝起きて、お米を食べる際には、ごまを振りかけたり、枝豆を蒸して冷蔵庫に入れておいて、朝につまんだり。

ボリュームのあるものを食べたい際には、ビニール袋に豚肉、にんにくのすりおろし、塩麹や醤油麹を入れて、表面を揉みこんでえのきたけ、たまねぎを加えてウォータースチームします。そうすることで、麹に含まれる酵素でお肉のたんぱく質が柔らかくなりおいしさが増します。

✳若さと美しさを保つ……6色の食材

いつまでも美しくいたい方は、食材の「色」を意識しましょう。料理にとり入れる色は、多いほどよいです。この色の違いは、前項にもでてきた「フィトケミカル」です。野菜の色の違いが抗酸化力をさらに高めてくれます。

とり入れる色としては、青（緑）・赤・黄色・白・黒、そこへ、紫も加わると更にいいですね。

1日のうち、2食はカラフルな食事にする意識をもちましょう。

朝ご飯には、冷蔵庫の野菜、乾燥昆布、乾燥しいたけをお鍋に入れてコトコト煮込んでスープに。更ににんにく、しょうがなどをすりおろして加えることで効果が高まります。煮出したスープはアンチエイジング効果が絶大です。

特に、大根、かぶ、にんじん、セロリなどのそのままだと食べにくい葉の部分を加えて煮込むことによって、その効果は更に強くなり、食べやすくなるのでおすすめです。

私も毎朝、まいたけ、残りもの野菜、青菜、乾燥わかめや乾燥昆布を入れたスープを飲みます。まいたけはお出汁が出るので、とってもおいしいスープになります。

✳髪を強くする……納豆、わかめ、まいたけの味噌汁

艶めく髪の毛は女性の憧れですよね。これらを作ってくれるのは、たんぱく質＋ミネラル＋ビオチン＋亜鉛です。たんぱく質は私達の細胞を作る構成成分。

発酵の力をもつ納豆なども とり入れてみましょう。

ビオチンはお肌や髪の毛を健康に保ってくれます。まいたけ、ひらたけ、えのきたけなどのきのこ類、モロヘイヤなどの青菜にも豊富です。

ミネラルは、体の中で作ることができない成分。海藻類、乾物などを意識して摂取していきましょう。

中でも亜鉛は、私達の体のさびつきを抑える力ももっています。

ごま、レンズマメ、大豆、あずき、いんげんなどに豊富です。髪の毛の質が悪くなってきたらわかめ、まいたけ、納豆が入ったお味噌汁を摂取し、ごまをご飯に振りかけて食べましょう。

＊弾力のある赤ちゃん肌に……にんじん、レモンの亜麻仁油ドレッシング

いつも、お肌のきめを細かく、整えていたいですよね。

お肌の質を作るのは油。弾力のある肌を作るためには、亜麻仁油やえごま油などを摂取しましょう。

これは体の中で作ることができないオメガ3脂肪酸を含み、お肌の細胞膜を作るのに欠かせません。酸化が早い傾向にあるので、生で使いましょう。

ドレッシングとして摂取するのがよいですね。

美肌ドレッシングとして、にんじんのすりおろし、亜麻仁油、塩麹を混ぜてもいいですし、醤油麹でもおいしいです。たまねぎをすりおろすと血液サラサラ成分も含まれ、効果的です。そこにレモンをしぼると、更にビタミンCも追加されてよいでしょう。

✳お腹ぽっこりを治したい!……しょうがとたまねぎのスープ

2章にも書きましたが、年齢と共に筋力が低下してお腹がぽっこりしてきます。筋力不足以外にも、腸の微細な痙攣や緊張なども関わっていると言われています。腸の冷えもトラブルの原因となりやすいです。まずは、腸を温め、整えていきましょう。しょうがはすりおろすことで、抗酸化力も高まるので、すりおろしてスープに入れるのがよいですね。

たまねぎのオリゴ糖は、腸の善玉菌のえさになります。

✳しわ予防とスリム強化を同時に叶えたい……緑茶

しわの大きな原因は糖化だとご紹介しました。

その糖化を防ぐ力が、茶カテキンにはあるのではないかと言われています。

糖化予防には、血糖値の急上昇や、高血糖状態が長く続くのを防ぐことが大切になります。その際、高濃度の茶カテキンは血糖値上昇を抑える働きをもち、糖化やＡＧＥｓの蓄積予防効果が期待できるとされています。

濃くいれた緑茶2杯程度の量がよいとされています。しわ対策とスリム強化を当時に叶えられる、緑茶をぜひ飲みたいですね。

✳やせ体質になるには……えのきたけとわかめの味噌汁

効果的に体重を落としたい場合にはビタミンB群の摂取が欠かせません。特にビタミンB_1は、糖質の代謝を促進してくれます。

ビタミンB_1食材は疲労回復の箇所でも紹介しましたね。ビタミンB_2は、脂質の代謝に必要不可欠です。

えのきたけ、しめじ、まいたけ、モロヘイヤ、ひらたけ、シソ、豆苗などに豊富に含まれています。皮膚を整えてくれる力ももっています。

やせることを強化したい朝には、えのきたけ、まいたけなどきのこ類たっぷりのお味噌汁をいただきましょう。

水溶性食物繊維は腸内の善玉菌のえさになります。腸から健康になるために、もずく、わかめ、昆布など、海藻類をとることを意識して、お味噌汁にも入れていきましょう。

乾燥昆布、乾燥しいたけのような乾物はうまみも出るので、効果的。

出汁をとる理由はこういった栄養を摂取できるという点もあります。

✳ニキビのケア……まいたけとモロヘイヤのスープ

肌トラブルの悩みはいつでも、生徒さまの大きなお悩みの一つです。
お肌の赤ニキビは治ります。前章でみてきたように、「皮脂腺づまりと炎症」が原因です。

一番は油のとりすぎ。パン、パスタ、お菓子などが減っていくと、どんどんニキビが改善されます。ニキビにも様々な原因があるかと思いますが、加工品に含まれるオメガ6脂肪酸も関係しているように感じます。

また、お肉も、皮脂腺をつまらせやすい飽和脂肪酸や炎症の元になるオメガ6脂肪酸が含まれているので、過剰摂取に注意。

でも、たまにはお家で、油料理も楽しんでほしい。そんな時こそ、油の代謝を促進するビタミンB_2を意識して摂取しましょう。まいたけ、しめじ、モロヘイヤ、ひらたけ、しそ、豆苗、納豆。

そして、ビオチンはお肌の健康にも欠かせないビタミンB群。これが豊富なのは、まいたけ、モロヘイヤ。

まいたけって、とっても優秀な野菜です。まいたけとモロヘイヤはお肌を整える最強コンビです。

モロヘイヤは、栄養豊富な野菜の王様。春であれば、菜の花もビオチンが豊富です。

パスタを作る際には、まいたけ、しめじを入れて、糖質の代謝を促進するにんにくも加えましょう。油は食べる時に、亜麻仁油などをかけていただきます。

モロヘイヤはみじん切りにして粘りを出して、まいたけとスープに入れたりしてもおいしいです。まいたけはうまみがすごくあるので、醤油を加えて、お吸いものでも。

✳風邪対策……ねぎとしょうがをプラス

「何だか気分がすぐれない」「寒気がする」——。

風邪かも?と思った時こそ、予防に力を入れましょう。

風邪のひき始めには、内側から温めることが大切ですね。しょうがに含まれるショウガオールで血行を促進し、ねぎなどに含まれるアリシンで殺菌力を高めていきましょう。

アリシンはにんにくやねぎに含まれる硫化アリルの一種。抗酸化・抗菌・殺菌作用に優れています。

お味噌汁に酒粕、ねぎを入れて、しょうがをすりおろす、なんていかがでしょう？

ねぎは火にかけることで、甘くなります。

ウォータースチームしたねぎに、しょうがをすりおろして塩をかけるだけでもおいしいです。酒を入れてウォータースチームするのも、甘くなっておすすめです。

＊心を安定させたい時……えのきたけの味噌汁 ＋ 発芽玄米

「なんだかイライラする」

そんな時もありますよね。そういう時にすぐにできる対策は、「よく噛む」こと。

お家で自炊ができる環境であれば、ＧＡＢＡを含むえのきたけのお味噌汁はどうでしょう。ＧＡＢＡとは、アミノ酸の一種で、神経を穏やかにさせるもの。

「よく噛む」ことによって、気持ちが静まったり、腸を整えるお食事をしていると、自然と満たされた気持ちになっていきますが、そうでない時もありますよね。

そんな時は温かいお味噌汁を。えのきたけに、たまねぎのオリゴ糖も入ると甘さも出て腸も喜びます。

豆乳を最後に入れるとコクが出ておいしいです。

そして、お米を食べる際には、玄米をそのまま炊くよりも、発芽玄米にするとGABAが増えると言われています。発芽玄米は玄米を洗った後、お水に浸し、2日~3日置いておきます。その間、玄米がくさくなることがあるので、お水をとり替えていきましょう。玄米がふっくらしてきたら炊きます。食べやすくておすすめです。

*免疫力アップ……ぬか漬け

ぬか漬けには、豊富な乳酸菌が含まれています。

乳酸菌には免疫力をアップさせる力が含まれています。免疫力とは抵抗力です。体を外敵から守る力。風邪をひきにくい体、いつでも活力があふれている体、お肌の状態も良好で整っている状態。

そんな体を作ることができます。

そして「発酵」によって、ビタミンB群が増えていきます。

ビタミンB_1は糖質の代謝を促進するので、ご飯と一緒に食べるのが理想的です。

昔ながらの食卓は理にかなっていますね。

＊アルコールの代謝をアップ……ひらたけとまいたけのスープ＋大根おろし

お酒を飲んで気分が悪くなる原因のアセトアルデヒドを分解することを助けてくれるのがナイアシン。ナイアシンは落花生に多く含まれています。おつまみに落花生を選ぶのもよいでしょう。ただ脂質も多いので、とりすぎるとニキビの原因になることも。ナイアシンはひらたけに多く、次いでまいたけ、しめじにも含まれます。きのこたっぷりのスープや、ウォータースチームしたきのことにんにくの炒めものを食べるとよいですね。

大根は胃腸の粘膜を整えてくれるので、体をいたわるためにおろして食べましょう。

＊美白を促進する……酒粕マヨネーズ

お肌の状態は日々のお食事で大きく変わっていきます。

麹を使ったお料理はお肌をキレイにしてくれます。麹に含まれるコウジ酸には美肌成分があると言われています。酒粕を活用したお料理などは、いかがでしょうか？

私は、お豆腐で作った自家製マヨネーズに酒粕を加えています。

お豆腐マヨネーズは
・木綿豆腐…1丁（300g）
・酢…大さじ2~お好みで増やしてもOK
・味噌…大さじ2~お好みで増やしてもOK
で作ります。お豆腐は、水切りするとより濃厚に仕上がります。冷蔵庫で3~4日、日もちします。

こちらに酒粕（大さじ1程度から、お好みで）を加えて、すり鉢で和えたり、フードプロセッサーで混ぜ合わせたりして滑らかに仕上げるとおいしいです。発酵菌は熱に強くないので、生でとれるお豆腐発酵マヨネーズは本当におすすめです。

✳筋トレ女子には欠かせない……魚、にんにく、赤ピーマンのウォータースチーム

最近、筋トレが流行っていますね。年齢と共に筋力は衰え、必然的に脂肪がたまりやすくなるので、筋トレは若さを保つのにとてもよいことです。

筋トレの際に、ささみ、プロテインなどを摂取している方を目にします。もちろんたんぱく質は必要なのですが、それだけに偏らないことをおすすめします。

元々たんぱく質は、私達の体の37兆個の細胞を作る原材料です。筋肉もたんぱく質が作っています。そして、しなやかで柔らかい筋肉を合成するのは、DHAの摂取がおすすめという論文もあります。筋肉をつける食事として、青背の魚の摂取をおすすめします。魚の油は中性脂肪に変わりにくいものでもあります。

たんぱく質を効果的に合成するためには、ビタミンB_6も必要となります。ビタミンB_6はにんにく、赤ピーマンなどにも豊富です。にんにくが入った野菜炒めなども、おいしいですよね。

この調理はぜひ、ウォータースチームでおこなってほしいです。

赤ピーマンは、生でもサラダにして食べられます。

そして、激しい運動をする際には、活性酸素も発生します。この活性酸素を除去するビタミンA、C、Eを含む食材も、運動の後にはとりたいものです。

ビタミンA、C、Eの摂取でおすすめの野菜は、春は菜の花、夏はモロヘイヤ、赤ピーマン。秋・冬はブロッコリーです。この食材達は、抗酸化力にあふれたスーパーフード。和えもの、サラダなどでとり入れていきましょう。ビタミンCは熱に強くないので、生で摂取することや、さっと火にかけることがおすすめです。

✳贅肉のない健康な体に……魚料理＋赤ワイン

「食後高脂血症」という言葉を知っていますか?

食事をした後に、血中の脂肪濃度が上昇すると、動脈硬化性疾患の発症リスクが高まると言われています。東京農業大学応用生物科学部、高橋信之教授の発表の中に、魚油に含まれるドコサヘキサエン酸（ＤＨＡ）と、赤ワインに含まれるレスベラトロールは食後高脂血症を改善する、と述べられています。

つまり、脂肪の蓄積を抑えられるということ。

体重を落としたい時の外食はお魚、お酒は赤ワインがおすすめですね。

CHAPTER

4

INNER BEAUTY

大人のダイエットとは、なりたい自分を叶えること

もう、体重計からは卒業しよう

私は、ダイエットに執着していた時、朝と夜、1日2回体重計に乗って、一喜一憂して過ごしていました。

体重が減った時にはすごく嬉しい気持ちになって、逆に体重が増えた時には、すごく憂鬱になりました。毎日食べることが怖くて、ストレスを感じていました。水を飲んでも太るのではないか、と思っていたものです。

でも、大人になった私達は、体重計という数値に自分を託すのは卒業していいのです。

自分の体を自分で触って、今の自分がどんな状態なのかを確認しましょう。まずは、朝起きた時に、背中、腰を触って、ふくらはぎも触って、一緒にマッサージもおこなって。そして体をひねることで、刺激を与えていきます。

顔を洗う際に、鏡をみて、肌のトラブルがないかを確認します。自分の肌に関心をもつこと。自分の状態がバロメーターとなります。

立った時、座った時、腕を回して、体が硬くなっていないか、腰にお肉がついていないか、今の自分の状態を知っていきます。

そういったことの繰り返しで、自分を大事にできるようになります。つまめるお肉がちょっと増えたなら、その蓄積されたエネルギーを使いましょう。脂肪は悪者ではなく、蓄えたエネルギーです。「いつかのために」蓄積されたエネルギーを、使っていけばいいだけです。そう思うと、ダイエットが自分を楽しく観察できる時間となって、苦しい気持ちから解き放たれていきます。

脂肪が増えるのには、必ず原因があります。このお肉がどうしてついたのか、常に意識し、振り返りましょう。

大人のダイエットとは、自分自身を振り返り、なりたい自分を叶えるもの、です。

ダイエットとは、自分を大切にする生き方

「食べてはいけない」という気持ちが逆にストレスにつながり、反動で過食して太る、という悪循環になります。

まずは、「何を食べても自由」、と自分の心のストッパーをはずしていきましょう。その上で、その時の自分の状況に合わせて、自分が食べ方を選択しているだけ、と思うことです。

食べものに縛られるのではなく、毎日の洋服をチョイスするように、今日の食べ方をチョイスすればいいのです。

食べたいものは日によって変わるし、規則なんてありません。その中で自分をいたわる気持ちをもてば、太り続けません。

食べすぎてしまうことはあります。

私達は一人で生きているのではないから、お付き合い、お祝いごとの食事など、自分ではコントロールできない食事の場面がたくさんありますよね。そんな時に「もうだめだ……」と思うのではなく、その中でもできることをしましょう。

よく噛むだけでも、太りません。

過食を防ぐためにも、姿勢よく、よく噛んで食べることを徹底し、美しく食べることへ意識を向けて。

そして、食べすぎてしまったということは、身体に負担がかかっている証拠。気持ちが落ち着いてきたら、次の食事に意識を向けて。次の食事は体をキレイにするチャンスです。

やせることだけを目的にするダイエットは20代までです。

これから先の自分の体を想うことを始めましょう。

まずは、自分が満たされていることで、周りの人々を大切にしたいと思うようになります。だからこそ、一番置き去りにしてはいけないのは自分自身です。

自分を満たすことに手をかけましょう。

「そんな時間がない」。そう思っている方は、それほどに頑張っている方です。どうか自分を褒めてほしいです。頑張っているあなたを、癒してくれる環境はあるのでしょうか。その環境があることを願い、もしないのであれば、これから作っていってほしいです。

それが、食事を大事にするということ。**ダイエットとは生き方です。自分をいたわる生き方です。**

食べてキレイになる。40代のキレイの秘密

「スタイル抜群、エレガント、本当にお子さんがいるんですか!?」

お会いする方々に必ずそう言われるインナービューティープランナーがいます。

彼女は40歳となり、お子さまも大きくなられました。それでも、凛とした美しさを備えています。


稲村静香さん。彼女の美の秘訣から、食べてキレイになる、という法則がみえてきます。そんな彼女にインタビューをしてみました。

INNER BEAUTY STORY

「ストイックに運動をしてます」

そう言えたならカッコいいのですが、毎日の半身浴以外は特に何もしていませ

んでした。好きな時に食べたいものを食べ、大好きなスイーツを食べて一日を過ごすこともしばしば……。

20代〜30代前半はそんな生活でもよかったのです。体重が増えても簡単に減らすことができたので、体型を維持できていました。

しかし、38歳にさしかかった頃から体に変化を感じるようになりました。ぽっこり膨らんだお腹がへこまないのです。

腹筋はなくなり、日に日に増すお腹のお肉。食べる量を減らしてみたり、気にしたことのなかったカロリー計算をしたり、数カ月にわたり朝5時からエクササイズを続けたこともありました。

様々なダイエット法を試してみましたが、体重は減りません。

このとき初めて「魔のアラフォー」を実感したのです。若い頃と同じ食事、生活、美容方法では追いつかない！　年齢に合わせたケアが必要だと思いました。

インナービューティーダイエットに出会ったのもちょうどこの頃でした。やせて美しくなりたい女性が集まるサロンの初回レッスンで「何を食べても自由です」なんて言われたら驚きませんか？

すでに美腸を目指す勉強を始めていた私は半信半疑でしたが、学びを深めていくうちに食べ方の重要性を知ったのです。私が今、大切にしているのは食べる順番と食材の質。一口目は野菜・海藻類から食べ、野菜も旬を意識して選ぶ。味つけは発酵調味料を活用し、手作り発酵食品を常備しています。甘いものがほしい時は心が満たされていないことが多いので、甘酒や手作りスイーツを美しく盛りつけて食べるようにしています。

そして目にみえて効果を感じたのが、噛む回数を増やすことです。ほうれい線が消えたのです。噛む回数が増えるとアンチエイジングにつながります。

どれも簡単で実践しやすいことばかり。始めるのに年齢や期間は関係ありません。長く続けられることをとり入れるのが美しさの秘訣ですが、最大の美は心の中にあると思っています。

私が40代になり、今なお輝いてみえているとするなら、インナービューティーダイエットを実践し、心の安定を手に入れたからでしょう。

食べることを怖がらないで。シチュエーション別・美しくなる食べ方

皆さまはお酒が好きですか？

1週間の疲れを忘れさせてくれるお酒の時間が、楽しみだったりしますよね。私も強くはないですが、楽しく飲んでいます。

体重を落としたい時など、お酒との付き合い方に悩む方も多いでしょう。お酒を飲むことが好きな方でしたら、ぜひ楽しんでほしいです。

全てのトラブルの原因は「ストレスをためる」ことです。色々なことを選択する時、その時に自分が負担にならない範囲で、できることを決めていきましょう。

では、お酒を飲む際の工夫をいくつかご紹介しますね。

まずは、食事が終わってからお酒を飲みましょう。

悪酔いをしないためにも、食事が終わってからお酒を飲むようにしましょう。お酒と一緒に同量のお水を飲むことも大切です。太りたくない時に選択するとよいお酒は、焼酎、赤ワイン、ブランデー、ウイスキーなどです。

赤ワインに含まれるポリフェノールは血糖値を抑える働きがあると言われています。また白ワインには「やせる」効果がある、とも言われています。

適量を飲むことにはよい面もあります。ビール、カクテルなどは糖分が多く含まれているので、できれば選択しないほうがよいでしょう。

でも、1杯目のビールがおいしかったりしますよね。白米1杯150グラムだと252キロカロリーですが、ビールジョッキ500ccだと200キロカロリーになります。なので、ビール1杯を飲んだ時は、ご飯1杯を食べた、と思ってみましょう。ビールが好きな方は、締めの雑炊を控えるなどして調整しましょう。

自分の中の優先順位を大切にすること。

ビールを飲みたいのに我慢して、他のものを食べすぎてしまう、ということもありますね。でも、逆に、お酒の席では白米もビールを控えることができたら、糖質が抑えられ、体脂肪がより燃えやすい体になっていきます。そう考えると、どんな選択をするのか、楽しくなります。

また、お酒の席で選択するおすすめの食べものは

・海藻、大根サラダ
・刺身
・焼き魚
・しゃぶしゃぶ

など。素材そのままで食べられる和食メニューがおすすめです。

＊居酒屋でのおつまみ

30代、40代を超えてなお美しいインナービューティープランナー達は、その一口の選択を大切にしています。

「この位」と思うその些細なところで、体型は変わっていきます。外食の際に、自分で選べる時には「和食」を選択しましょう。素材そのままの食べものが体を美しくします。

無駄なお肉のない体を目指したい時、居酒屋で選びたいものは

・海藻サラダ
・バーニャカウダ
・しいたけ串
・お刺身
これらのおつまみはヘルシーでとってもよいですね。

また、AGEsは生よりも増えますが、焼き魚や、焼き鳥をお塩でいただくのもいいでしょう。意識したいのが「油の質」。酸化した油が体に負担を与えやすくなります。

加工度の低いもの程、生きたパワーが入っている、と思って食べましょう。

✳ビュッフェ形式のパーティ

おいしそうなものを自由に食べられるビュッフェ形式のパーティで食べすぎないコツは、フィットした洋服を着ていくこと。お腹がぽっこりすることを避けたいので、自然と食べすぎを抑えることができるでしょう。

ビュッフェの際は、お腹を満たしにいくのではなく、姿勢をよくしていつもとは違う自分になれる場所へ心を満たしにいく、と考えましょう。

そして、お腹がすいた状態で行かないこと。でも、パーティの直前に食べてしまうとお腹もぽっこりしてしまうので、朝にしっかりと朝食を食べていきましょう。腹もちをよくするために、朝に油脂をとることがおすすめです。

油脂は吸収に時間がかかり、満足感を長時間持続させてくれます。パーティの前に何か食べるとしたら、ナッツをよく噛んでいただき、気持ちを満たしていきましょう。

ビュッフェでは、

・まずは、水を飲む
・ブロッコリー、サニーレタス系からスタート
・肉や魚を食べる
・ご飯やパスタなどの炭水化物は食べない

という食べ方がおすすめです。

お酒や食べることを楽しみつつ、スリムで美肌を手に入れる

私は、教科書の知識よりも「実体験」が全てだと思っています。人によって、腸内環境も異なります。

ダイエットについても、別の人には合うけど、自分には合わないといったこともたくさんありますよね。だからこそ、常に自分がまずは試してみることを大切にしていきましょう。

愛知校Opal（オパール）の人気講師、山本明日香さんも、元々は肌荒れに悩んでご受講されました。

お酒も好きで、最初に「制限」ばかりでつらくなったこともあると言います。それが今では、笑顔が輝く頼もしい講師です。明日香さんの、お酒を飲む時の工夫をご紹介します。

私はお酒とお料理を楽しむことが大好きです。

ただ、ダイエットやお肌のことが気になるので、飲み方などを色々工夫しています。

まず、ビールは糖質が高いので、飲む時にはお米は控え、えのき、まいたけ、豚肉など糖質の代謝をよくするビタミンB_1食材をしっかりとるように。そして量を決めて飲むこと。

おうちで飲む時のおつまみは、さっと洗った切干大根に、ウォータースチームしたきのこ類と醤油麹と亜麻仁油、にんにくのすりおろしと和えたものをよく作ります。

水煮の大豆を常備しておいて、塩麹とオリーブオイルで和えたものもお手軽でおすすめです。

外で飲む時に気をつけていることは、赤ワインや日本酒を選び、一口目に食べるものを野菜や海藻にすること。素材そのものを生かした料理を選び、揚げものや塩分の強いものはなるべく控えます。

お刺身、枝豆、冷奴、山芋、アボカドなど、居酒屋メニューがおすすめです。

ただ、自分でお店やメニューを選ぶのが難しい時もあるので、そんな時はお店に行く前に、お野菜の常備菜などをつまんでいったり、ナッツをもち歩いたりして、急激にアルコールを口にすることがないようにしています。

あとはあまり気にせずに楽しく、お酒やお料理をいただいています。自分が食事を気にすることで、相手にも気を遣わせて楽しい雰囲気を壊さないように、お酒の種類もお料理も気にせず楽しんでしまうことも多いです。

でもその代わり、次の日にメンテナンスをしっかりすることを大切にしています。

お酒を飲んだ次の日の朝のメンテナンスとしては、昆布と鰹節でとった出汁に、乾燥わかめやきのこ類、青菜をたっぷり入れたお味噌汁。切干大根を入れたりもします。お昼や夜もお野菜中心で、ビタミンB群を積極的にとり入れた、体に優しいお料理で。

インナービューティーダイエットを始めた頃は、外食の次の日は必ずニキビがひどくなっていましたが、今では毎日食事を整えてメンテナンスをしているおかげで、太りにくくなり、よほどのことがない限りニキビが出ることはなくなりました。心に余裕がもてて思いきりお酒も外食も楽しむことができるようになりました。

皆さんも、知識を身につけて、大切な人と思いきり楽しいお酒の時間をお過ごしください。

「どうしても甘いものが食べたい！」その気持ちとの向き合い方

皆さまは甘いものが好きですか？

私は大好物でした。キレイになりたい、やせたいと思う時、甘いものを食べない方がいいことは誰もがわかっていますよね。でも、わかっているけどできない。

どうして、この「甘いものを欲する欲求」を抑えることができないのか、悩みますね。

特に、悩みごとがある時、食欲が暴走することがあります。とにかく無心で、目の前のものを食べてしまう。そして、食べすぎて後悔することもありますね。

まず、「甘いものと自分はどう付き合っていきたいのか」を考えてみましょう。

白砂糖は、体に多くの負担をひき起こします。体重が増え、しわ・たるみは増えます。砂糖はがんの大好物でもあります。たくさんのリスクがあります。

でも、「食べると幸せな気持ちになる」ことに間違いありません。

だからこそ、人に決められた付き合い方ではなく、「お菓子を食べる喜び」と、「なりたい自分になる喜び」、どちらを自分が選ぶのか、決めていきましょう。

お菓子をゼロにする人もいるでしょう。適度に付き合う方もいます。

私は「ゼロ」にすることを選択しました。それは太りたくない、肌をキレイにしたい、という欲求ももちろん高いのですが、それ以上に「いつでも心を安定させていたい」、そう願っているからです。


私は人一倍、ネガティブで、人を羨み、さびしくなってしまう人間でした。そして、お菓子を食べ続けていたときは、いつもイライラしていました。

その時の自分には決して、戻りたくない。そう思います。

サロンの生徒さまも食を整え、一番変わったのは、心だと言います。

では、ここで、甘いものとの付き合い方について、**インナービューティープランナーの檜澤千恵さん**に語ってもらいましょう。

甘いものがずっと大好きだった千恵さん、49歳の実体験です。

インナービューティー・ママ部のリーダーとしていつも笑顔。大阪サロンJewel（ジュエル）の人気講師です。

INNER BEAUTY STORY

一日中スイーツだけを食べていたいな。

子供の頃から甘いものが好きで、いつもそう思っていました。

30代までの私は、ほぼ毎食、デザートにスイーツを食べていました。甘いものがおいしくなる冬には毎年体重が3〜5キロほど増え、夏になったらまたやせるからと平気で太ったりやせたりを繰り返していました。

ところが、45歳前頃からは夏になっても体重が落ちにくくなりました。ちょっと食べただけなのにすぐに太り、その太り方も以前とは違う。

そんな時にインナービューティーダイエットに出会い、食への学びを深め、考え方や行動が変わりました。

更年期を迎える45歳以降の女性の体は、大きく変化します。

若い頃と同じように不摂生をしていては脂肪はつきやすくなりますし、体や心の不調を感じるのは自然なこと。

だからこそ私は、45歳をすぎた頃から、「自分の体を自分でプロデュースする」ことを意識し始めました。

甘いものを食べたい気持ちを無理なくコントロールできるようになったのは、自分が自分のプロデューサーとして、体と心を作るものをクリエイティブな感覚で選択できるようになったからだと思います。

ですがときに、「どうしても◯◯が食べたい！」と心の中に駄々っ子が現れる時があります。

疲れやストレスを強く感じている時でしょう。その時は、食べたいと思ったものを食べます。

甘いものを食べることは悪いことではありません。食べて後悔しないようにしたいのです。体と心が喜ぶものを選択し、食べ方を工夫します。

選ぶのは、できるだけナチュラルな材料で作られたもの。

まずは、作り置きの手作りおやつがあるかをチェック。市販アイスなら、原材料を確認して、少々高価でも満足感のあるものを。ケーキや菓子パンなら、お店で手作りされているものを。食べる時は、心から喜んでいただきます。そして食べる前に自分に約束をします。

「明日は甘いものを食べない」と。

続けて食べると体調などに影響し、後悔する経験を何度もしているので、今はすんなりと約束できます。その次の時には2日間、次は3日間……と徐々に甘いものを食べない間隔が長くなりました。

そうなったら、もう大丈夫。体と心が喜ぶ状態がわかっています。できない日があっても、またいつからでもスタートできる自分がいるので、心は穏やかです。

書いていて気がつきました。なんだか子育てに似ていますね。

気持ちを受け止め、新しい感覚を心地よく経験させて、行動できるように導いてあげる。そして、手をはなす。

思い通りにいく時ばかりではありませんが、それが人生。味わって楽しんでいきましょう。

ストレスがたまって食べたくなる時

仕事で遅くまで頑張った時、疲れがたまっている時、理由はわからないけど、不安になる時。

そんな時、ストレスのはけ口が食に向かいがちです。これは生徒さまをみていても感じますし、女性は誰もがそうです。

では、どうやって向き合っていけばいいのでしょうか。

まず、ストレスを感じた時に「食べる」のは自然な行為です。私達は「食べる」時、副交感神経にスイッチが入ります。これはリラックスの神経です。なので、体が休みたい時、その手段として「食べる」ことを選択します。

まずは、心が穏やかになりたいのだと思ってあげましょう。そして、今度は「よく噛む」ことをおこなってみましょう。

そのためにも、「噛める」ものを選ぶことです。よく噛むことでストレスは軽減します。

インナービューティープランナーであり、3児のワーキングマザーでもある鈴木ひろみさん。そんな彼女は、色々な場面でストレスを感じているはずなのに、いつも笑顔でいきいきしています。

どんな気持ちで日々過ごしているのか？　ストレスとの付き合い方を伺いました。

INNER BEAUTY STORY

女性の人生には沢山の岐路があり、ステージにより様々なストレスがあります。私は現在3人の娘を育てながら、仕事をしていますが、20代・30代・40代とストレスの内容は全く違っていました。年を重ねるごとに忙しく、自分に構う時間が少なくなっていきます

食べること――。それは一番手っ取り早くストレスを解消する方法、自分を一番簡単に満足させる方法かもしれません。

だからこそ、ストレスフルな毎日を過ごしている女性は、食べたくなって当然

なんです。

でも、いつまでも美しくいたい、太ることが嫌で食べたくないと思う女性がほとんどだと思います。「食べない」という選択は長続きしません。

そのためには、「どう食べるか？」がとっても大切です。

私は、食べる時の「ルール」を決めています。

ストレスがたまって、「ケーキを食べたい！」と思ったら食べています。

でも「ルール」に沿って、できれば野菜・海藻類の入ったスープを飲んでから食べます。朝食にお味噌汁や塩麹・醤油麹を使ったスープをたっぷり作っておいて、小腹がすいたら食べる習慣をつけると、とてもいいです。

もし外出先だったり、家に汁ものがなければ、ハーブティーや豆乳ラテ、ナッツやドライフルーツを食べてから食べます。

そしてケーキやスイーツもなるべく腸によい材料を使っているものを選ぶようにします。

自分が美しくい続けられるものを選ぶ「目」をもつことが、美の秘訣です。

赤ニキビが治る！ 美肌を作るために、実践したこと

皆さまは、どんな肌になりたいですか？

きめが整った肌？　艶がある肌？　透明感のある肌？

そのなりたい肌を作ってくれるのが、食事の質です。美肌を作る食事の3つのポイントを改めて書くと、

①毎食、青菜を摂取する
②油の質を意識する。オメガ6脂肪酸を控え、オメガ3脂肪酸を摂取
③糖分はしわの原因。お菓子、パンの量を減らすと、肌の質は向上する

このことを意識した食事をまず、3日だけ続けてみてください。体は確実に変わります。小さな積み重ねが、大きな変化につながります。

インナービューティープランナーの矢野ちかこさんは、自身の肌にコンプレックスをもっていました。長い間、ずっとお肌の悩みと向き合ってきた方。それが今では、ノーファンデーションとなり、肌と美容の講師を担当するまでになりました。

そんな彼女の実体験です。お肌の悩みは女性にとって、本当につらいもの。でも、大丈夫です。確実に変わります。

食は可能性に満ちたもの。そんな嬉しい気持ちになるお話です。

INNER BEAUTY STORY

「食べるほどに美肌になることができる」。

初めてこの言葉に出会った時、衝撃を受けました。

なぜなら、キレイになることは、できるだけ食べないようにすることだと思っていたからです。

お菓子をやめることがどうしてもできず、カロリーコントロールのために主食を抜く。そんな生活を繰り返していくうちに、顔に赤いニキビや湿疹が出てきました。イライラも止まらない日々で、どうしたらよいかわかりませんでした。

「今日の食事が明日の体を、肌を作る」ということが、今ならわかります。食事を整え、腸を整えなければ美肌は生まれません。

私が美肌になるために実践した基本の3つの心得はこちらです。
①青菜中心のカラフルな旬野菜を食べる
②良質な油を使う
③プレートに楽しく盛りつけて、よく噛んで落ち着いて食べる
例えば、よくあるお肌の悩みとして「ふきでものをなくしたい」というものがあります。朝、メイクをしようとして、顔に赤いふきでものがあったら、それだけで憂鬱になりますよね。できてしまったふきでものも外から何かを塗って隠すのではなく、腸を整えることで改善されることに気づきました。

ふきでものの原因と言われる甘味と油に気をつけ、特に精製された白砂糖・加工されたお菓子や、作られてから時間の経過した揚げものなど酸化した油を控えました。

油を選ぶ時には良質な生の油（中性脂肪を燃やし、不足しがちと言われている

オメガ3脂肪酸を含む亜麻仁油やえごま油、酸化しにくいオリーブオイルなど）を適量摂取しました。肌の血行をよくするために、色味の濃い野菜を食べてビタミンAをとる。コラーゲンの生成を促進させるために、ビタミンCを多く含む野菜を生で食べる。食べることを止めるのではなく、そういった食事にシフトしていきました。

そして何より食事を楽しむということ。お気に入りの器に盛りつけて、感謝の気持ちをもち、一口一口よく噛んでいただくようにしました。

よく噛むことで、過食も自然と抑えられるようになりました。

このように、いつもの食事を少し変えるだけで、ふきでものが薄くなっていることに気付きました。

体は食べたもので作られています。食べたものが体を美しくするのです。美肌には何が必要かを知っていくと「食べる」ということへの意識が高まります。

食べることはキレイになるチャンスなのです。

CHAPTER

5

INNER BEAUTY

キレイと幸せは、体の内側から作られる

食事を見直すことは、人生を整えること

今までたくさんの女性をみてきて、心から感じることがあります。

食を大切にすることは、自分を大切にすること、人生を大切にすること。

私達は常に忙しくて、「丁寧に暮らしたい」と思ってはいるけれど、でも、どうしてもできなかったりします。

そんなふうに忙しさに追われている自分が、ときにたまらなく嫌になる。

なんとなく「焦り」と共に過ぎる毎日。何かに追われているような、何者かにならないといけない感覚。

私自身もずっと感じていたことです。そんな自分に変化が起きたのは「食を大切にした」からです。

ただ、すぐに変わることができたわけではありません。私の中では「お菓子」「人工甘味料」への執着が強く、「これはやせるか」「これは太るか」ばかりを気にしていました。だから、食べることが単なる行為になっていました。

でも、それが、今は自然と食べものへの感謝の想いに変わっています。

いつから私は変わったのでしょうね。気づいたら、こんなにも穏やかな気持ちをもてるようになっていました。

7年もお料理教室をおこなっていると、色々なことが起こります。よいことも、悲しいことも。

でも、どんな時でも、「前向き」に進もうと思えているのは、食事を整えれば、自分はくじけないという想いと共に進んできたからです。

気持ちを変えるのは、すごく難しい時があります。だから、まずは、食から変えてみましょう。

その一口が、私達の思考を作り、内側からの自信につながります。

まだまだ自分の欠点はたくさんありますが、でも、その部分を含めて、自分を好きだなと思える。

今ある、身の回りの幸せに気づける心をやしなうために、食を大切にしましょう。

本当の美しさとは、今、ここに生きている、今日も笑っている、自然を感じて今を心地よいと思える心です。

そのために、食事を整え、腸を整え、幸福感を湧き上がらせましょう。

自分に自信のない時には

人と比較して、自分がちっぽけに感じられたり、漠然とした不安感に駆られて、自分を変えたいと思ったりしたことはありますか?

サロンにいらしてくださる方の多くは、心の中に言葉にできない何らかの想いをもっています。


愛知校Opalにて、インナービューティーウェルエイジングを構築されている原玲子さんも、その一人でした。誰がみても羨む美貌をもち、スタイルもよく、悩むことなんてない、と思われるその姿。

それでも、やはり最初は自分に全く自信がなかったと言います。本当に人はみた目ではは、わからないですね。どんな人も心に何かを抱えている。そう思ったら、自分だけじゃないと思ったら、少しは楽になりますね。玲子さんの体験談、ぜひお読みください。

自分に自信がなくて、周りの人が輝いてみえる――。

こんなふうに、人と比べて苦しくなった経験、ありませんか?

以前の自分自身がそうでした。自分には何の取り柄もなく、周りの人の楽しい話、活躍している姿に羨ましさ、妬ましさを感じ、勝手に落ちこむ。自信がなくて、人と話すのも苦手で、いつもうつむき加減。自己肯定感が低く、超ネガティブ思考。そんな自分が嫌で何かをきっかけに変わりたいと、色々なことに挑戦しては挫折をし、また落ちこむ。

負の連鎖にどっぷりハマっている時に救いの手を差し伸べてくれるかのように出会った1冊の本『美人はコレを食べている。』。本に書かれていたことを毎日の食事にとり入れていったところ、長年悩まされていたお通じの悪さがみるみるよくなっていったのです。重かったお腹が軽くなり、どんよりしていた心が日に日に明るくなって、イライラも軽減。

肌の調子もどんどんよくなり、肌色もワントーン明るくなり、鏡をみることも楽しくなっていきました。

腸が整い、心が整って幸福感に満たされる。そのことを心から感じています。今の自分に必要な食事、やせたい、美肌になりたいなど、なりたい自分になれる食事、栄養素を考えた食材を選択して作ることができるようになったことが、大きな自信につながりました。

今、私は背筋を伸ばし、前を向いて歩けます。笑顔で人と話せます。いつも心が穏やかです。

人と比べることなく、自分は自分。何歳からでも人は変われます。

いつまでも、垂れない体を手に入れる

前述しましたが、私は、運動が嫌いです。動きたくないのです（笑）。

20代の頃は、それでも問題はありませんでした。食事を意識していれば、理想の体型をキープできていました。でも、30代になると、食べ方は変わっていないのに、体全体が垂れてきたのを感じ始めました。

これが「老化」なのか、と悲しくなりました。私達の筋力は年齢と共に衰えていきます。

更に、刺激を与えない部分には、脂肪がたまっていきます。**脂肪は体温が低い部分にたまりやすいと言われています。運動嫌いな私は、「日常」の中に運動をとり入れることにしました。**

日常的に運動をとり入れている50歳のインナービューティープランナーがとてもスリ

ムで美しく、何よりも若いのです。**沖縄の津波真澄さんです。**

常に前向きでいきいきとされています。通訳でもある彼女とは、日本インナービューティーダイエット協会の国際科で英語で和食を伝える事業を共におこなっています。沖縄でも、インナービューティーダイエットコースを実施してくださっています。日常の中での筋肉をつける秘訣を教えていただきました。

INNER BEAUTY STORY

50代の私が意識していることは、「正しい栄養バランスでしっかり食べること」です。「でも、食べたら太るんじゃない?」と不安に思われる方もいるでしょう。ご安心ください。ちょっとしたことに気をつければ、太りにくい体を作ることは難しくありません。

食べても太らなくなった私が実践している、日常生活のカロリー消費を増やすコツを3つご紹介します。

①とにかく階段を使う

エレベーターやエスカレーターはこの世から消えてしまった！という気持ちで、できるだけ階段を使いましょう。リズムよく上れば、更に効果的。

②利用する駅やバス停の一つ手前で降りて歩く

ウォーキングに行こうと思っていても、帰宅すると腰を落ち着けてしまいがちなので、外に出ているついでに歩きましょう。元気よく、早歩きすると更にカロリー消費につながります。

③電車の中で立っている時や、信号待ちをしている時などに、腹筋に力を入れてお腹をへこませる

わざわざ腹筋運動をしなくても、気づいたらお腹をへこませるようにするだけでもウエスト周りが引き締まってきました。お腹をへこませたままデスクワークをしたり、姿勢よく歩いたりすると更に効果的です。

どれもシンプルなことですが、意識するのとしないのとでは大違いでした。

こまめに動けば消費カロリーを増やせるだけなく、適度に筋肉がつくので代謝が上がり、太りにくい体になります。

今日はずっとデスクワークだったし、忙しくて意識するのを忘れてしまった……という日は、股関節のストレッチだけでもOK。老廃物がたまりやすい場所なので、むくみが原因の体重増加を抑えられます。

全て実践していて、体を動かすのも好きという方は普段の運動の強度を上げることをおすすめします。同じウォーキングでも、知らない道を歩いたり、姿勢や呼吸を整えたりすると、気分が変わっていつもより長く歩けるものです。

まずは一つだけでもよいので、できることから無理なく実践してみましょう。習慣になる頃には、太りにくい体になっています。

日常生活から体を引き締める。インナービューティーヨガ

ジムに行く時間がない、通っても続かない。

運動が大切だと思っていても、なかなかできない人もいらっしゃいます。食事も運動もできたら最高ですね。

一緒に挑戦していきましょう。「日常」の中に「ながら運動」をとり入れる。毎日台所に立つとしたら、この時間も鍛えることにつながれば本当に嬉しいですね。一口の選択が体を変えるように、今日のちょっとした「鍛える行動」が体を変えていきます。

ヨガの要素と腸を活性化することを合わせた「インナービューティーヨガ」、というものがあります。インナービューティープランナーであり、**インナービューティーヨガの発案者、片山真美さん**から伝授され、私が心がけていった日々の生活にとり入れやすいものをご紹介しましょう。

まず、大切なのが姿勢です。食事を整えていてもお腹がぽっこりしてしまう、という生徒さまはとっても多いです。

それは、体全体のゆがみに関係があります。

立ち方を見直しましょう。体の中心軸を意識して、真っ直ぐに立ちます。足の親指の付け根を合わせて両かかとを少し開き、足の外側が平行になるように立つ。足の指をもち上げて5本の指を大きく広げてから、柔らかく床の上に置く。

前後左右に体を揺らしバランスがよいところで止め、両足に均等に体重を乗せましょう。

太ももの内側の筋肉を引き締めて、膝頭を引き上げる。お尻の穴を引き締めるイメージで、下腹部を引き上げる。骨盤を正面に向け左右の高さをそろえる。上からつるされているイメージで、背骨、首、頭、頭頂部まで一直線に伸ばす。

肩は下げて首を長くし、呼吸を楽におこないながら立ちましょう。

そして、脂肪は「温度が低い」ところにたまっていくので、

①ひねる　②揉む　③伸ばす　④反る
この4点を意識していきましょう。

お料理をしている合間などにはつま先立ちをして、腕を頭の後ろで組んで、大きく伸びます。

お食事の際には、背筋を伸ばして、お腹をキュッと引き締めて、胸を開きます。

小さなことを積み重ねて、キレイな体のラインを作っていきましょう。

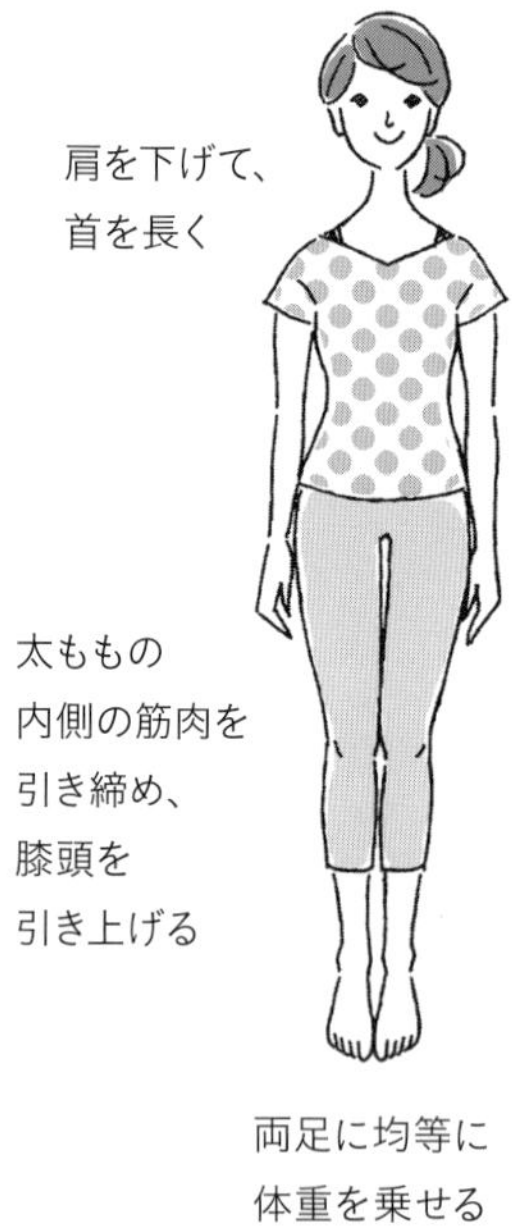
肩を下げて、
首を長く
太ももの
内側の筋肉を
引き締め、
膝頭を
引き上げる
両足に均等に
体重を乗せる

食べすぎても大丈夫。メンテナンスを味方につけよう

インナービューティーダイエットでは、食べる時は楽しもう、食べすぎたらメンテナンスしよう、ということを大切にしています。

私達は、日々、色々な人と会い、色々なシチュエーションで過ごしています。その中で「自分では選択できない」食事も多いでしょう。食べたくないけど、食べないといけない場面もありますね。そんな時は、楽しく食べましょう！　心に柔軟性をもっていいのです。

その中で必ず意識することが、メンテナンスです。

朝に食べすぎたら、昼と夜はメンテナンス。お菓子を食べたら、夜ご飯はメンテナンス。夜遅くにパスタや糖質をたっぷりとったら、翌朝にメンテナンス。

次の食事でしっかりとケアをしていきましょう。その際のメンテナンスフードはこちらです。

・青菜
・きのこ類
・海藻類
・酢

青菜は、お肌の潤いを高めるビタミンC、血液を作る葉酸、代謝を助け、肌の修復に必要なビオチン、抗酸化作用の高い緑色の色素成分、クロロフィルも含みます。

春は菜の花、ルッコラ、夏はモロヘイヤ、つるむらさき、秋、冬は小松菜、ほうれん草、ニラ、水菜、チンゲン菜などを食べましょう。

きのこ類はスーパーフードです。免疫力アップのβグルカン、スリム強化のビタミンB_1、お肌の潤いを作るビタミンB_2が豊富です。

海藻類は、糖質の代謝に欠かせないクロム、便通促進の水溶性食物繊維を含みます。

これらをシンプルにスープにして、食べましょう。もしくは、青菜たっぷりの海藻サラダもいいですね。

私のお決まりのデトックスフードは大根、青菜を細かく刻んだりフードプロセッサーにかけたりして、黒酢を入れて、生で食べる食べ方です。大根が胃腸をケアしてくれます。

メンテナンスの際は、「酢」を活用しましょう。塩分が多い発酵調味料はメンテナンスの際には、むくみにつながってしまうこともあります。塩分が入っていない酢で、発酵の力をとり入れましょう。バルサミコ酢、白ワインビネガーなどは和えものに活用してもおいしいです。

そしてその日は

①よく噛む
②姿勢を正す
③いつも以上に動いてみる

ということを意識すれば、食べすぎた次の日こそ、美しくなります。

どうして食べすぎることがよくないのか？

人は、「本当にやめよう」と思ったことはやめられます。ここで、「どうして食べすぎることがよくないのか」を一緒にみていきましょう。

①免疫細胞が働かなくなる

私達の血液の中には、白血球であるマクロファージや好中球という免疫細胞があり、外から侵入してきた細菌やウイルス、花粉などの異物を食べて処理してくれています。

でも、食べすぎで糖質が過剰になって高血糖になってしまうと、白血球の機能が低下してしまいます。こうなると感染源が体に入ってきてもうまく免疫細胞が働かなくなり、体の抵抗力が低下してしまいます。

常にお腹がいっぱいの状態になってしまうと、糖質が増えて太りやすくなるだけでなく、抵抗力まで低下して感染しやすくなってしまうと言われています。

②やる気が出なくなる

私達は「食べる」行為によって「リラックス」の副交感神経が優位になります。
これは、とても大切なことです。ですから食べることは私達に心地よさを与えるために
も必要です。ただ、「常に食べすぎている」といつでも緩んだ状態となり、「なんだか
やる気が出ない」という状態になり、スイッチがなかなか入らなくなります。ですので、
メリハリをつけて食べることが大切ですね。

③内臓に負担をかける

次にいつ食べられるかわからない状態の場合、人は栄養を体に蓄積させようとする、
と言われています。
日々、食べすぎることによって、肝臓、膵臓、腎臓などが負担を強いられ、次第にそ
れぞれの機能が低下していくでしょう。常に食べている、ということは常に内臓が動い
ていることになります。胃、小腸、肝臓、膵臓、腎臓が常に働き、機能が低下していく

ことにもつながります。

今はまだ「健康」であることを当たり前のことと感じているかもしれません。でもその当たり前の「健康」がなければ、おいしい食事もいただけないし、何もすることができません。

食べすぎることが悪いことではなく、「体を大切にしてあげよう」という気持ちをもって、ケアしていきましょう。

④太る、ニキビができる

多くのトラブルは、過剰なものが原因でひき起こされます。

まずは、多すぎるものを減らしていきましょう。太ることがいけないことでもなく、ニキビができることがいけないことでもありません。逆に、食べすぎが減れば、自然に改善します。そう思ったら楽しくなりますね。

そして、食べすぎている時は、ストレスや心配ごとなど目の前の欲求以外のものが原因となっていることがあります。その原因に目を向けていきましょう。

食べすぎを防ぐ食べ方

食べすぎに注意しようと思った時には、食事の内容よりも食べ方を意識しましょう。

前章で伝えてきたように、女性は食と心が強くつながっています。

私は、生徒さまとお話をしていて「最近、過食がおさまりません」、「最近、お菓子を食べすぎてしまいます」という声を聞くと、それが、目の前の食の問題ではないことを感じます。

でも、「わかっていてもできない」んですよね。

そんな時は「頭」で考えるのではなく、「行動」を変えましょう。

食は欲求です。特に甘いものを食べると脳からドーパミンが分泌され、興奮状態になります。幸せな気持ちになっているものを、途中で止めるほうが難しかったりしますね。

ですので、これらのことを意識しましょう。

①深呼吸をする
②姿勢を正す
③噛んでいる時はお箸を置く
④よく噛む
⑤食後に「お腹いっぱい、ごちそうさま」と言う
⑥洗いものを楽しみ、キレイに洗うことを好きになる
⑦食後におこなう行動を具体的に決めておく

そして、食事以外の楽しみをもつことも大切です。

本屋さんに行って、たくさんの本を眺めてみましょう。外に出て、風を感じましょう。心が苦しくなるのは、呼吸が浅いということもあります。

自然の中でもっともっと、自分を解放して。深呼吸して、今を大切にしていきましょう。

たくさん食べたくなったら、まずは野菜を食べましょう。
お野菜であればどれだけ食べてもOKと思って。特に、どれだけ食べてもよいのは、糖質が低く、食物繊維が多い、メンテナンスにも適している野菜です。

春・夏は、きゅうり、菜の花、モロヘイヤ、つるむらさき、もやし、キャベツ、サニーレタス系。秋・冬は、マッシュルーム、小松菜、ほうれん草、チンゲン菜、ニラ、白菜、大根、かぶ、ブロッコリー。

まずは、野菜を先に食べ、よく噛んで気持ちを満たしましょう。
空腹でお家に帰ってきた時、たくさん食べたくなってしまいますね。そんな時は、まずは、なんでもよいので「噛める」野菜を口にすることです。

継続の秘訣は、脳のしくみを知ること

食生活を整えようとしても、どうしても継続できない……。

やる気が維持できなくて挫折してしまう、という方もいらっしゃいます。

やる気の出し方は脳を知ることから始まります。私達が何だかモヤモヤする、そんな気持ちになるのには理由があります。そのしくみを知ることで、どんな状況になっても安心して過ごすことができます。ちょっと意識して行動すればいいのですから。

やる気のスイッチは、脳の中にあります。脳のほぼ中央に左右1個ずつある側坐核《そくざかく》という部分です。ここへ刺激を与えることで、脳の複雑なネットワークが作用し、やる気が起きます。では、そのやる気を持続させるためにはどうしたらいいでしょう?

「やせたい」と思った時、まずはやせる目的、自分のなりたい状態を明確に定めていき

ましょう。

自分の目的があいまいだと、なかなかそこへ達することができないと言われています。特にこの脳の側坐核への刺激が起こりにくいと言われています。その目的を達成した時の姿を具体的にイメージしましょう。

私達は日々、色々な環境の中に生きているため、無意識に「忘れてしまう」のです。だからこそ、サロンの2カ月講座では、ビジョン手帳をつけていただいています。

自分で記録をつけることによって、常に「なりたい自分」を意識することができます。

食べすぎた翌日こそ、しっかりと体のケアをしていけば逆に体重は落ちます。しかし、なんとなく取り組んでいると、メンテナンスすること自体も忘れてしまうこともあります。

まずは自分の目的を明確に定め、そこに向かって、食事記録をつけてみましょう。自分と向き合うとてもよい機会です。具体的な目的を設定した次のステップは、その行為を好きになることです。

私達は好きなことは続けることができます。でも、「嫌い」なことは、モチベーションが高い時でないと続きませんね。

ですので、まずは、自分が食べる「効果が出る食事」を好きになりましょう。

旬の野菜、海藻、良質な油、たんぱく質、それらを全てとり入れることができる自炊ご飯が一番おいしいと思えば、無理なく、むしろ楽しく続けられます。

まずは、「ヘルシー」ということを意識せず、伝統の発酵調味料、旬のお野菜を活用すれば体は喜ぶのだ、ということを理解して、楽しんでいきましょう。

味覚が変われば、全てが変わります。

味覚が変わるまでには、少し時間が必要です。だから、無理せず、毎食にちょっとでも野菜を増やして、少しでも自炊を増やしていきましょう。

私は、お仕事で高級なお料理をいただく時、すごくおいしいと思うのですが、毎日食べたいのは自分のご飯です。

旅行に行っても自分のご飯が食べたくなります。これは、料理の上手、下手は関係ありません。

自分の好きな味を一番知っているのは自分だということです。そして、健康なお料理が作れる、こんなに贅沢なことはありませんね。

体重を落とすことを叶えるためには、「日々の食事を好きになること」です。「楽しい」「好き」という想いが続けば、長続きします。

この本で紹介していることを試してみて、ご自身が気に入ったものを続けてみてください。「おいしくない」と思ったものは無理して続ける必要はありません。全て自由にアレンジして、自分好みにしてくださいね。

「食べてキレイになる」を実践する

これまでたくさんのことをお伝えしてきました。

「食べて美しくなる」ことを目指そうと思うと、栄養についての理解や腸内環境を整えることなど、気をつけることが多くて時々苦しくなることがあるかもしれません。

私は知識が増えていくのに比例し、「できない自分」という現実を知るたびに、「何で私はわかっているのにできないのだろう」と自分に嫌気がさすことが多くありました。

けれど「料理」という実践が身についていくことで、自分が食べたいものを自分で作り、たとえ過食をしたとしても「栄養になっている」と考えることができるようになりました。

だからこそ、自信をもって言えるのは「簡単な料理でいい」ということです。

生命力に満ちた食べものをいただくことが私達の内側への自信となり、その行動が自分を好きになる要素になります。

原点を思い出しましょう。私たちは何を食べても自由です。


まずは食べることを楽しみましょう。


食べることとは、自分にはないパワーを外からとり入れること。

そして、野菜、海藻類などを食べることによって、抗酸化のパワーをとり入れることができ、心と体の活力が上がります。

食べ方を変えると、心も変わります。心を作る腸を整え、幸福感を湧き上がらせて。

キレイは、私達の内側から生まれます。

50歳からが本当の美しさ

ここまで読んでくださった皆さまは、だんだんと前向きな気持ちになっているのではないでしょうか？　そうです。私達は、どんな自分にもなれますね。

女性は、体型のことや、プライベートのこと、様々な悩みを抱えつつ全てに意識を向けて、本当に頑張っています。そんなふうにずっと頑張ってきた**50歳のインナービューティープランナーのコラムをご紹介します。小杉朝子さんです。**

インナービューティーコラムニストとして、サロンで大人気のプランナーです。以前は体重が100キロありましたが、インナービューティーダイエットで10キロ以上減量されました。サロンに入ってきた当時の朝子さんは、自分への不安を隠すように、明るくしていました。でも今は、心からの自信が彼女を包んでいます。

朝子さんとは、生徒さまのことを想って2人で涙したこともあります。彼女の言葉は深く、私達女性の心に響きます。

50歳からが本当の美しさ。想いをこめたコラム。皆さまにも届いてほしいです。

INNER BEAUTY STORY

インナービューティーダイエットに出会った時、すでに40代後半でした。

この頃の私は、夜中に突然、恐怖に襲われることがありました。独身である自分の現状、将来への不安、絶望、孤独……。真っ暗闇の中、突然、恐怖が襲ってくるのです。5分位の時もあれば、朝まで続くこともありました。本当に怖くて仕方がありませんでした。今までに感じたことのなかった感覚、若い頃には味わったことのない感覚でした。

普段は明るい自分にそんな面があったのか……。もしかすると、自分の年齢による変化を認めたくなくて、もがいていたのかもしれません。

その頃は、カット野菜ばかり食べていました。そんな私が、インナービューティーダイエットに出会い、今では、春夏秋冬の旬の食べものを一年中追いかけています。インナービューティーのメニューは簡単なものばかりです。自分に変化が現れ始めたら、急速にお料理の腕が上がります。インナービューティーダイエットで私が身につけることのできた一番の武器は、お料理です。

「お料理教室の講師の道へ進みます」

そう言ったら、父親が「家で料理なんかしたことないじゃないか」と大爆笑しました。

それでも、講師への道を全力で突き進んだ私。皆さんも、自炊を楽しめる自分に、絶対になれます！　私が私を思いやる。その気持ちです。

そして、私が一番変わったのは、心です。体のように、ビフォーアフターをおみせして証明できないのが悔しいところです（笑）。

でも、今、50歳にして、挑戦したり、継続できることこそ、心が変化した証明だと自信をもって言えます。40歳でも、50歳でも、遅すぎることはありません。中高年の女性たちも、積極的に行動してほしい。そんな願いをこめて。

人生にユーモアを、笑顔を！

今まで多くの女性をみてきましたが、お一人お一人、とても魅力的で、美しいです。トラブルが起きてしまう時は、「自分を追いこんでしまう」時かもしれません。仕事も恋愛も、ダイエットも、うまくいっている時はいいですね。でも、知識が増えれば増えるほど、年齢を重ねるほどに、苦しくなるのかもしれません。

私達は、完璧を追い求めていくほどに、自分を苦しめていきます。キレイになりたい気持ち、希望と、「私なんて……」と落ちこむ、そんな不安な気持ちはいつでもセットです。

ネガティブはポジティブの始まりです。だからこそ、私達は自分の成長も、自分の人生も決してあきらめないでいましょう。

食事を整えることで、内側から美しくなろうとする人は、自分を愛することを知り、そして、愛する人の笑顔のために、自分が役立ちたいという気持ちに満ちています。

私達はどこまでも自由です。どこにでも行けるし、どんなこともできる。だから、笑顔を大切に。人生にはユーモアをもって、心には柔軟性と希望を。

やりたいことをやりましょう。
行きたいところへ行きましょう。
会いたい人に会いに行きましょう。
そして、一番身近な人を大切に。

自分の人生、今に感謝し、これからに希望をもち、進み、どんな自分でも受け入れて。ただただ笑っていられたら、それだけで幸せです。幸せとは、こうして今の季節の空気を吸い込んで、季節の食材を口にして、そして、道端の花の美しさに気づき、空の青さに何だか心が温かくなり、誰かの笑顔に心が満たされる。何気ない今を大切にできる心をもっていることです。

私は、皆さまの笑顔がみたいです。

それには理由はありません。皆さまの笑顔は周りの誰かを温かい気持ちにしています。

これから先、もし、皆さまが何かに悩むことがあれば、思い出してほしいです。

私達は、一人じゃない。常に1000兆個の腸内の仲間が自分達を守り、季節の生きた食材がいつでも私達の体をアップデートしてくれています。


いつからでも始まりです。

食事は美しくなるチャンス。健康になるチャンス。大切な人を笑顔にするチャンスです。

皆さまの心がいつでも満たされていますように。

この本を読んでくださったことに、心からの感謝をこめて。

＼人生が変わった！／
インナービューティーコラム

CASE1　丹後典子（インナービューティープランナー）
eat to love'sキッチン@仙台主催

BEFORE

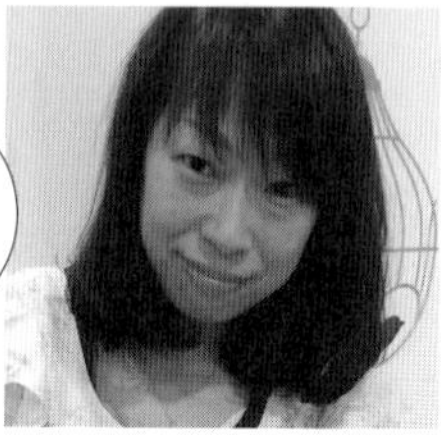

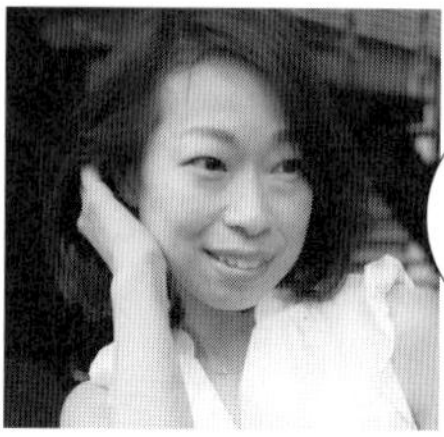

AFTER

　インナービューティーダイエットに出会う前の私は、「食べないダイエット」を何十年も続けていました。美人でもない私が唯一自信がもてることが「やせていること」だったのです。そして、やせることに執着し、数グラム太っただけでも落ちこみ、食べることが怖くなっていきました。

　結婚し、30歳で息子を出産。体型の変化に加え、便秘・冷え性になり、イライラする気持ちが大きくなり、爆発寸前でした。そんな時、木下あおいさんのブログに出会ったのです。

　インナービューティーダイエットの扉を開けてから、私の人生は180度変わりました！　食べることって楽しい、食べることこそダイエットなんだと初めて実感したのです。色んなことを前向きにとらえられるようになりました。

「ママのご飯の中で、一番好きなものは毎日作ってくれるお野菜たっぷりのお味噌汁」と息子は言ってくれます。結婚して体重が増え続けていた夫も、8キロも自然にやせました。

　この素晴らしい変化の土台は、私自身が変われたからだと確信しています。生きていれば楽しいことも、苦しいことも必ずあります。でも同じ状況に遭遇した時、お食事を味方につけているかどうかは雲泥の差。それは、お食事は私達の心を作るものだからです。

CASE2　大平美弥子　（インナービューティープランナー）

近江野菜×糀×インナービューティーな自宅お料理教室「bliss kitchen」主宰

BEFORE

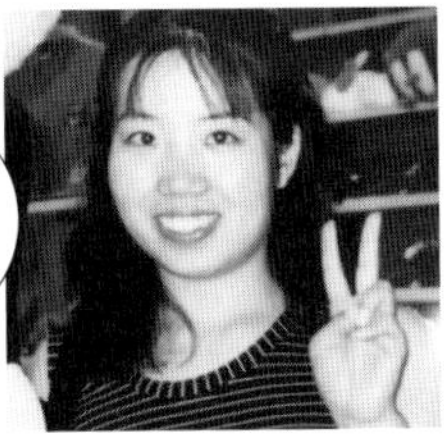

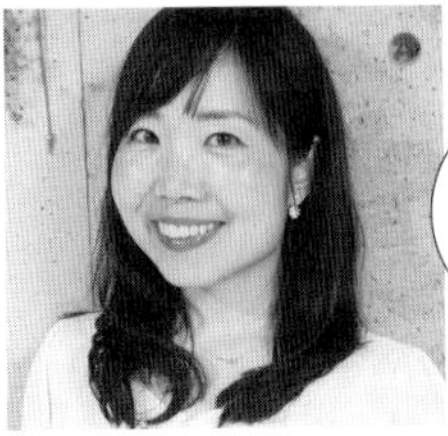

AFTER

35歳をすぎた頃、私は年齢を重ねることに恐怖を感じていました。広がる毛穴、たるみ。増え続けるしみや小じわ。加齢の変化を感じたのは主人も同じ。結婚してから20キロ以上太った主人は、40代になり血液検査でも異常が現れ、脂肪肝に加えて、メタボリックシンドロームという診断でした。

必死にダイエット本を探していた時、木下あおいさんの本に出会いました。

サロンに通うようになり、家族でインナービューティーダイエットを始め、当時中学生だった娘のおでこのニキビがなくなりました。私もスイーツとさよならすることができました。肌に艶が戻り、ファンデーションも41歳で卒業しました。

主人もやせました。血液検査の数値も改善。何より一番驚いたのは、17年間、食物アレルギー、アトピー性皮膚炎に苦しみ重度の喘息だった息子の喘息発作がなくなったこと。

私も家族も変わりました。私は今、年齢を重ねることは怖くありません。30代の頃のお肌よりも今のお肌が好き。体内年齢も19歳になりました。何より家族みんなを健康にできた誇りがあります。女性は、お医者さん以上の力をもっているかもしれません。皆で作りましょう。幸せな家族、そして「いつまでも変わらない私」を。

満足感を得たい時の、
おすすめインナービューティーレシピ

満足感の得られるご飯、おやつも食べたい！　そんな時におすすめしたい、インナービューティープランナーが作成したヘルシーレシピです。

美肌最強！
ビューティーライス（2人分）

◯レシピ作成
三和文子
（インナービューティープランナー）

〈 材料 〉
黒米入り玄米
（炊いたもの）…200g
乾燥ひじき…小さじ2
かぼちゃ…60g
ブロッコリー…60g
紫キャベツ…40g
グリーンリーフレタス…2枚
赤パプリカ…1/2個
アーモンド…10粒

〈 ドレッシング 〉
亜麻仁油…大さじ1.5
醤油…小さじ2
黒酢（もしくは酢）…小さじ2
レモン汁…小さじ2
粒マスタード…小さじ1
ブラックペッパー…少々

〈 下準備 〉
玄米1合に対し黒米大さじ1を入れて炊いておく。ひじきをぬるま湯で戻す。

1 かぼちゃはさいの目切り、ブロッコリーは粗く刻み、他の野菜は1cm幅に切る。鍋に大さじ2の水、かぼちゃ、塩一つまみ（分量外）を入れ蓋をし、弱火で蒸し煮する。かぼちゃが柔らかくなったらブロッコリーを入れ、更に1分程蒸し煮。水がなくなりそうな時は大さじ1ずつ足し様子をみる。
2 ボウルにドレッシングの材料を入れて混ぜる。
3 別のボウルに残りの材料と**1**と**2**を混ぜ合わせ、器に盛りつける。

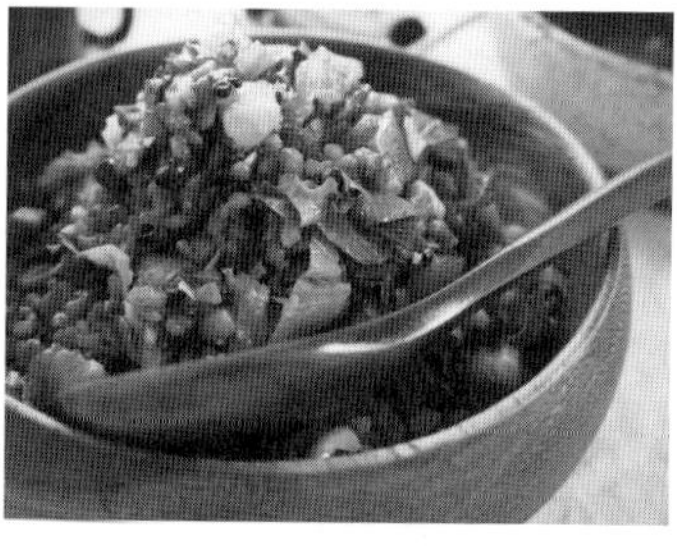

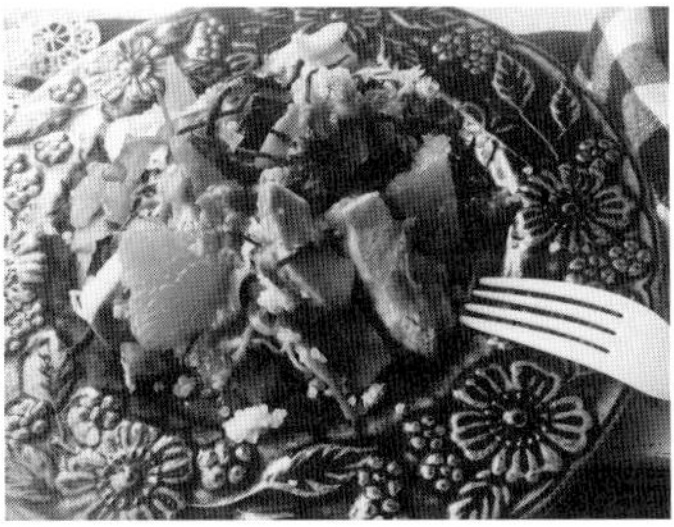

美腸強化！
カラフル野菜の麹梅ドレッシングサラダ（2人分）

◯レシピ作成
山田嘉子
（インナービューティープランナー）

〈 材料 〉
厚揚げ…80g
キヌア…大さじ2
切干大根…10g
乾燥ひじき…4g

A
醤油…小さじ1
おろしにんにく…小さじ1/4

B
にんじん…50g
紫キャベツ…50g
セロリ…50g
せり…1株
大葉…1枚
アボカド…100g
グレープフルーツ…1/2個
レモン汁…小さじ2（アボカドを切った後かける）

〈 ドレッシング 〉
醤油麹…大さじ1
梅干し…2粒（種をとりペーストにしておく）
林檎酢…大さじ2
みりん…大さじ1
わさび…小さじ1
甘酒…小さじ1
塩麹…小さじ1
亜麻仁油…大さじ3

1 キヌアは沸騰したお湯で10分間ゆでる。ひじきをぬるま湯で戻す。切干大根をほぐし、さっと洗い水気を軽くしぼる。
2 厚揚げは油抜きして1cm幅に切る。**A**の調味料を回しかけて5分程おく。
3 **B**の材料を小さめにざく切りする。アボカドにレモン汁をかける。グレープフルーツの皮をむいてほぐす。
4 ボウルに**3**とひじき、切干大根、キヌア、厚揚げを入れて混ぜる。
5 ドレッシングの材料を混ぜ合わせ、**4**を和えて器に盛る。

材料4つ！　無添加！
豆乳メレンゲの
紙コップシフォンケーキ

（100ml位の紙コップ6〜8個程度）

◯レシピ作成
野崎由美子
（インナービューティープランナー）

〈 材料 〉
無調整豆乳（大豆固形分8〜9％のもの）…200g
自然塩…一つまみ
甜菜糖…大さじ3〜4（30〜40g）
製菓用米粉（富澤商店米粉推奨）…100g

〈 下準備 〉
オーブンを170度に予熱する。

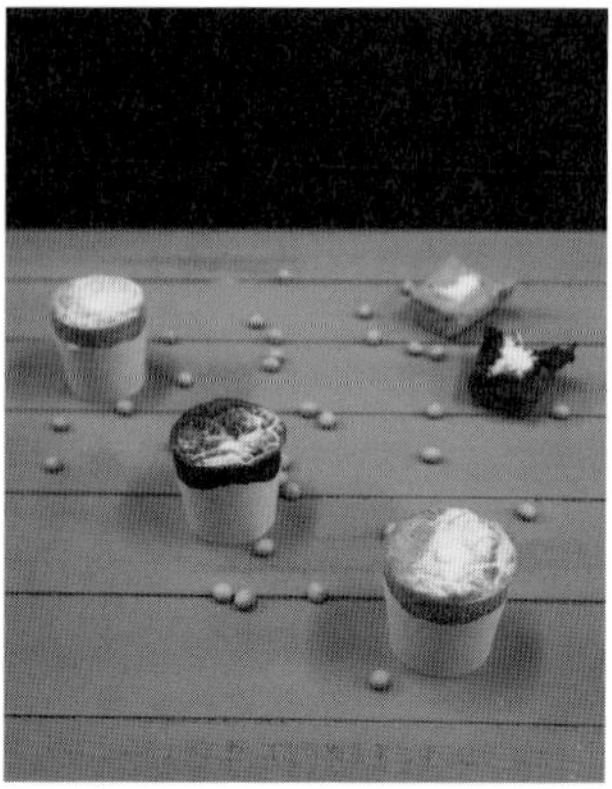

1 大きめのフライパンにお湯をはり、大きめのボウルに豆乳と塩を入れごく弱火にかけたまま湯煎する。
2 豆乳の温度が50度位になったらハンドミキサーの低速（1）で満遍なく泡立てる。1、2分して泡立ってきたところで、甜菜糖を2回に分けて加える。合計7分ほど泡立てる。（豆乳の温度は50〜65度位を保つ）
3 火を止め、湯煎から外して2、3回に分けて米粉を加え、大きめの泡立て器で混ぜる。
4 混ぜ合わせた生地をスプーンなどですくい、紙コップいっぱいに流しこむ。
5 170度のオーブンで15分焼く。竹串で刺し、生地がくっついてくるようなら更に5分ほど焼く。
6 網の上に伏せて冷ます。

〈 アレンジ 〉
クリームをしぼり袋に詰めたものを、粗熱をとり穴を空けたシフォンケーキの中にしぼる。
ココア風味にしたい時はココアを大さじ1ほど粉に混ぜ同様に作る。

1 ダイエットを強化したい時

ビタミンB_1（糖質の代謝、疲労回復に役立つ）
玄米、大豆、モロヘイヤ、枝豆、そら豆、切干大根、ひらたけ、えのきたけ、まいたけ、豚肉、ウナギ、タラコ、にんにく、あずき

たんぱく質（体の細胞や筋肉を作る。冷えも予防）
大豆、大豆製品（納豆、豆腐、高野豆腐、きな粉）、枝豆、そら豆、鶏ささみ、マカジキ、ウナギ、マグロ（赤身）、カツオ、鮭、乳製品、卵

ビタミンB_2（脂質の代謝．お肌の潤い、粘膜の修復に役立つ）
納豆、モロヘイヤ、大葉、切干大根、豆苗、まいたけ、エリンギ、豚レバー、ウナギ、カレイ、ブリ、鶏卵、牛乳、ヨーグルト

ナイアシン（糖質・脂質・アルコールの代謝を促進する）
落花生、ひらたけ、まいたけ、エリンギ、えのきたけ、しめじ、切干大根、カツオ、マグロ（赤身）、マカジキ、イワシ、サバ

②ニキビ・ふきでものができた時

ビタミンB_1

玄米、大豆、モロヘイヤ、枝豆、そら豆、切干大根、ひらたけ、えのきたけ、まいたけ、豚肉、ウナギ、タラコ、にんにく、あずき

ビタミンB_2

納豆、モロヘイヤ、大葉、切干大根、豆苗、まいたけ、エリンギ、豚レバー、ウナギ、カレイ、ブリ、鶏卵、牛乳、ヨーグルト

ビタミンA（お肌の粘膜を整え、潤いを作る）

にんじん、モロヘイヤ、大葉、バジル、かぼちゃ、明日葉、赤ピーマン、ブロッコリー、レバー、ウナギ、鶏卵

ビタミンC（しみ、そばかすを予防し、肌の弾力を作る）

赤ピーマン、芽キャベツ、モロヘイヤ、菜の花、ブロッコリー、カリフラワー、かぼちゃ、ピーマン、レモン、キウイ、イチゴ

ビタミンE（血行を促進し、抗酸化作用も）

——アーモンド、落花生、モロヘイヤ、大葉、かぼちゃ、赤ピーマン、菜の花、アボカド、ウナギ

ビタミンB_{12}（悪性貧血を予防し、美しい肌に。認知症予防にも効く）

——レバー、赤貝、アサリ、シジミ、ハマグリ、サンマ、牛乳、チーズ

葉酸（血液を浄化する）

——納豆、枝豆、モロヘイヤ、菜の花、アスパラガス、水菜、アボカド、イチゴ、マンゴー、レバー

③ 乾燥肌

ビタミンA

——にんじん、モロヘイヤ、大葉、バジル、かぼちゃ、明日葉、赤ピーマン、ブロッコリー、レバー、ウナギ、鶏卵

ビタミンE
――アーモンド、落花生、モロヘイヤ、大葉、かぼちゃ、赤ピーマン、菜の花、アボカド、ウナギ

ビタミンC
――赤ピーマン、芽キャベツ、モロヘイヤ、菜の花、レモン、キウイ、イチゴ

④ 冷えが気になる時

ビタミンE
――アーモンド、落花生、モロヘイヤ、大葉、かぼちゃ、赤ピーマン、菜の花、アボカド、ウナギ

カプサイシン（血行を促進し、体を温める）
――唐辛子

ショウガオール（血行を促進し、体を温める）
――生姜

アリシン（抗酸化、抗菌作用に優れている）

―にんにく

ナイアシン

―落花生、ひらたけ、まいたけ、エリンギ、えのきたけ、しめじ、切干大根、カツオ、マグロ（赤身）、マカジキ、イワシ、サバ

たんぱく質

―大豆、大豆製品（納豆、豆腐、高野豆腐、きな粉）、枝豆、そら豆、鶏ささみ、マカジキ、ウナギ、マグロ（赤身）、カツオ、鮭、乳製品、卵

⑤ むくみを解消したい時

カリウム（体内の塩分を調節する）

―大豆、納豆、山芋、里芋、明日葉、モロヘイヤ、切干大根、エリンギ、海藻類、ごま、アボカド、バナナ、キウイ、干し柿、サワラ、マカジキ、カツオ、あずき、きくらげ

ビタミンB_1

玄米、大豆、モロヘイヤ、枝豆、そら豆、切干大根、ひらたけ、えのきたけ、まいたけ、豚肉、ウナギ、タラコ、にんにく、あずき

ポリフェノール（いつまでも若い体に）

アントシアニン…赤ワイン、ブルーベリー、赤しそ、紫いも
ヘスペリジン…みかん、はっさく
カテキン…お茶、ワイン
ケルセチン…たまねぎ、柑橘類、そば
イソフラボン…大豆
リグナン…ごま
クロロゲン酸…コーヒー、ごぼう

6 便秘を解消したい時

水溶性食物繊維（善玉菌のえさになり、腸の健康を促進）

オクラ、山芋、海藻類、アボカド、大麦

不溶性食物繊維（腸内の老廃物をデトックスさせる。腸の蠕動運動を促進）

玄米、おから、納豆、モロヘイヤ、切干大根、ごぼう、蓮根、アボカド、エリンギ、しいたけ、しめじ

良質な油（血流をよくし、炎症を抑え、弾力肌を作る）

亜麻仁油、インカインチオイル、えごま油、青魚

マグネシウム（腸に水分を与える）

そば、玄米、大豆、納豆、豆乳、切干大根、枝豆、大葉、ほうれん草、ごぼう、ごま、アーモンド、落花生、ひじき、イワシ、干しエビ、金目鯛、牡蠣

ビタミンC

赤ピーマン、芽キャベツ、モロヘイヤ、菜の花、ブロッコリー、カリフラワー、かぼちゃ、ピーマン、レモン、キウイ、イチゴ

⑦ 疲労がたまっている時

たんぱく質

大豆、大豆製品（納豆、豆腐、高野豆腐、きな粉）、枝豆、そら豆、鶏ささみ、マカジキ、ウナギ、マグロ（赤身）、カツオ、鮭、乳製品、卵

ビタミンB_1

——玄米、大豆、モロヘイヤ、枝豆、そら豆、切干大根、ひらたけ、えのきたけ、まいたけ、豚肉、ウナギ、タラコ、にんにく、あずき

ビタミンD（免疫力を高め、心の安定を作る）

——干ししいたけ、きくらげ、鮭、ウナギ、サンマ、カレイ

カルシウム（骨や歯を作り、イライラを予防する）

——納豆、枝豆、モロヘイヤ、小松菜、水菜、切干大根、オクラ、ひじき、ごま、アーモンド、干しエビ、イワシ、ウナギ、ちりめんじゃこ、牛乳、乳製品

アントシアニン（強い抗酸化作用。目の病気を予防する）

——赤ワイン、ブルーベリー、赤しそ、紫いも、なす

⑧ ストレスを解消したい時

ビタミンB_1

玄米、大豆、モロヘイヤ、枝豆、そら豆、切干大根、ひらたけ、えのきたけ、まいたけ、豚肉、ウナギ、タラコ、にんにく、あずき

カルシウム

納豆、枝豆、モロヘイヤ、小松菜、水菜、切干大根、オクラ、ひじき、ごま、アーモンド、干しエビ、イワシ、ウナギ、ちりめんじゃこ、牛乳、乳製品

ビタミンC

赤ピーマン、芽キャベツ、モロヘイヤ、菜の花、ブロッコリー、カリフラワー、かぼちゃ、ピーマン、レモン、キウイ、イチゴ

参考文献

『体においしい食材&レシピ &げんきごはん生活』 実業之日本社 卯野たまご
『栄養素の通になる 第3版』 女子栄養大学出版部 上西一弘
『からだに効く！新野菜の図鑑』 宝島社 野菜の新図鑑編集部編
『日本食品成分表2018』 医歯薬出版株式会社

木下あおい AOI KINOSHITA

（社）日本インナービューティーダイエット協会代表。管理栄養士。インナービューティープランナー。インナービューティーダイエット専門クッキングサロン Bijou（本店）、Ruby（東京２号店）、Jewel（大阪）、Opal（愛知）を主宰。北海道から沖縄まで認定サロンを展開中。サロンでは、５キロ、10キロと美しくやせる生徒が続出。美と健康を伝える教育事業、ダイエットサポート、女性の活躍を支援する活動に力を入れ、第一次産業を活性化する地方創生にも関わる。『美人はコレを食べている。―食べるほど綺麗になる食事法』（大和書房）、『やせるおやつ―小麦粉、白砂糖、卵、乳製品を使わない56のレシピ』（ワニブックス）など著書多数。

木下あおいオフィシャルブログ
https://ameblo.jp/aoi-kinoshita/

（社）日本インナービューティーダイエット協会公式 HP
http://inner-beauty-diet.org/

出　典

P56　※1　Zhang et al. Nat Commun (2013)
P97　※2　Benoit et al. American Journal of Physiology (2015)
P97　※3　Zarrinpar et al.Cell Metab (2014)

30代からの食べて美肌になるダイエット
2018年7月26日　初版第１刷発行

著　　者　木下あおい

発 行 者　藤木健太郎
発 行 所　清流出版株式会社
101-0051
東京都千代田区神田神保町3-7-1
電話　03-3288-5405
ホームページ　http://www.seiryupub.co.jp/
編集担当　秋篠貴子
印刷・製本　大日本印刷株式会社

乱丁・落丁本はお取替えいたします。
ISBN978-4-86029-477-9